Medizinische Informatik und Statistik

Band 1: Medizinische Informatik 1975. Frühjahrstagung des Fachbereiches Informatik der GMDS. Herausgegeben von P. L. Reichertz. VII, 277 Seiten. 1976.

Band 2: Alternativen medizinischer Datenverarbeitung. Fachtagung München-Großhadern 1976. Herausgegeben von H. K. Selbmann, K. Überla und R. Greiller. VI, 175 Seiten. 1976.

Band 3: Informatics and Medecine. An Advanced Course. Edited by P. L. Reichertz and G. Goos. VIII, 712 pages 1977.

Band 4: Klartextverarbeitung. Frühjahrstagung, Gießen, 1977. Herausgegeben von F. Wingert. V, 161 Seiten. 1978.

Band 5: N. Wermuth, Zusammenhangsanalysen Medizinischer Daten. XII, 115 Seiten. 1978.

Band 6: U. Ranft, Zur Mechanik und Regelung des Herzkreislaufsystems. Ein digitales Stimulationsmodell. XVI, 192 Seiten. 1978.

Band 7: Langzeitstudien über Nebenwirkungen Kontrazeption – Stand und Planung. Symposium der Studiengruppe „Nebenwirkung oraler Kontrazeptiva – Entwicklungsphase", München 1977. Herausgegeben von U. Kellhammer. VI, 254 Seiten. 1978.

Band 8: Simulationsmethoden in der Medizin und Biologie. Workshop, Hannover, 1977. Herausgegeben von B. Schneider und U. Ranft. XI, 496 Seiten. 1978.

Band 9: 15 Jahre Medizinische Statistik und Dokumentation. Herausgegeben von H.-J. Lange, J. Michaelis und K. Überla. VI, 205 Seiten. 1978.

Band 10: Perspektiven der Gesundheitssystemforschung. Frühjahrstagung, Wuppertal, 1978. Herausgegeben von W. van Eimeren. V, 171 Seiten. 1978.

Band 11: U. Feldmann, Wachstumskinetik. Mathematische Modelle und Methoden zur Analyse altersabhängiger populationskinetischer Prozesse. VIII, 137 Seiten. 1979.

Band 12: Juristische Probleme der Datenverarbeitung in der Medizin. GMDS/GRVI Datenschutz-Workshop 1979. Herausgegeben von W. Kilian und A. J. Porth. VIII, 167 Seiten. 1979.

Band 13: S. Biefang, W. Köpcke und M. A. Schreiber, Manual für die Planung und Durchführung von Therapiestudien. IV, 92 Seiten. 1979.

Band 14: Datenpräsentation. Frühjahrstagung, Heidelberg 1979. Herausgegeben von J. R. Möhr und C. O. Köhler. XVI, 318 Seiten. 1979.

Band 15: Probleme einer systematischen Früherkennung. 6. Frühjahrstagung, Heidelberg 1979. Herausgegeben von W. van Eimeren und A. Neiß. VI, 176 Seiten, 1979.

Band 16: Informationsverarbeitung in der Medizin -Wege und Irrwege-. Herausgegeben von C. Th. Ehlers und R. Klar. XI, 796 Seiten. 1980.

Band 17: Biometrie – heute und morgen. Interregionales Biometrisches Kolloquium 1980. Herausgegeben von W. Köpcke und K. Überla. X, 369 Seiten. 1980.

Band 18: R. Fischer, Automatische Schreibfehlerkorrektur in Texten. Anwendung auf ein medizinisches Lexikon. X, 89 Seiten. 1980.

Medizinische Informatik und Statistik

Herausgeber: S. Koller, P. L. Reichertz und K. Überla

18

Rudolf-Josef Fischer

Automatische Schreibfehlerkorrektur in Texten

Anwendung auf ein medizinisches Lexikon

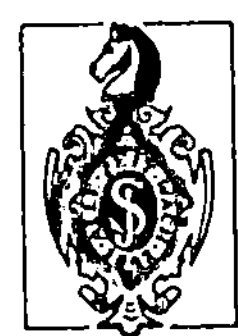

Springer-Verlag
Berlin Heidelberg New York 1980

Reihenherausgeber
S. Koller, P. L. Reichertz, K. Überla

Mitherausgeber
J. Anderson, G. Goos, F. Gremy, H.-J. Jesdinsky, H.-J. Lange,
B. Schneider, G. Segmüller, G. Wagner

Bandherausgeber
Rudolf-Josef Fischer
Institut für Medizinische
Informatik und Biomathematik
Westfälische Wilhelms-Universität
Hüfferstraße 75
4400 Münster

ISBN-13: 978-3-540-09982-6   e-ISBN-13: 978-3-642-81451-8
DOI: 10.1007/978-3-642-81451-8

CIP-Kurztitelaufnahme der Deutschen Bibliothek
Fischer, Rudolf-Josef:
Automatische Schreibfehlerkorrektur in Texten:
Anwendung auf e. med. Lexikon / Rudolf-Josef Fischer. – Berlin, Heidelberg, New York:
Springer, 1980.
(Medizinische Informatik und Statistik; 18)

Meinen Eltern

Josef Fischer und Maria Fischer, geb. Kirberg

VORWORT

Der Vergleich von Zeichenreihen oder allgemeiner Bitketten spielt in der Datenverarbeitung eine zentrale Rolle. Bei vielen Problemen genügt eine Unterscheidung von Gleichheit und Ungleichheit zweier Zeichenreihen nicht, sondern es müssen definierte Abstufungen von "Ähnlichkeit" betrachtet werden. Die Aufgabe kann etwa darin bestehen, eine vorgegebene Zeichenreihe durch eine ihr ähnliche Zeichenreihe zu ersetzen, um etwa eine Normierung, eine Klassifikation oder auch eine Korrektur durchzuführen. Das vorliegende Buch beschäftigt sich mit der letzten Möglichkeit.

Aus der Literatur sind viele Ähnlichkeitsdefinitionen und daraus resultierende Korrektur-Algorithmen bekannt, die nicht allgemein wertend miteinander verglichen werden können, da sie sowohl auf die erforderlichen Arten von Korrekturen als auch auf die Eigenheiten der zu korrigierenden Zeichenreihen zugeschnitten sind. Es wird sich jedoch zeigen, daß Korrektur-Algorithmen, die dem sogenannten HAMMING-Prinzip genügen, allen anderen überlegen sind.

Ein solcher Algorithmus, der Schreibfehler korrigieren soll, wird hier beschrieben und auf ein spezielles Lexikon medizinischer Begriffe angewendet. Die berücksichtigten Fehlerarten und ihre Bewertungen haben dabei nicht nur Beispielcharakter, wie man der Literatur entnehmen kann. Derselbe Algorithmus kann daher, gar nicht oder nach Bedarf geringfügig verändert, für die Korrektur andersartiger Zeichenreihen eingesetzt werden.

Darüber hinaus wird versucht, möglichst alle bekannten Algorithmen vorzustellen und zu diskutieren, die gegenüber dem hier beschriebenen Algorithmus bei veränderter Problemstellung Vorzüge haben könnten. Eine erschöpfende Behandlung aller bekannten Algorithmen ist in diesem Rahmen aber nicht möglich.

Vielen Kollegen bin ich zu Dank verpflichtet. Dies gilt besonders für Herrn Prof. Dr. F. Wingert, unter dessen Leitung die vorliegende Arbeit als Dissertation für den Dr. rer. medic. angefertigt wurde. Von seiner fachlichen Kritik habe ich mich gerne leiten lassen. Sein Wunsch, die einzelnen Phasen des theoretischen Konzepts und der praktischen Durchführung im Kreis der Mitarbeiter darzulegen und zu diskutieren, war mir eine wertvolle Hilfe, die mich vor manchen Gedankenfehlern und manchem Umweg bewahrte.

Praktische Erfahrungen mit Algorithmen zur automatischen Fehlerkorrektur konnte ich durch die Unterstützung des Wissenschaftlichen Zentrums der IBM Heidelberg, insbesondere durch Herrn Direktor Dr. A. Blaser und Herrn Dr. H.J. Schek gewinnen.

Ich bedanke mich auch bei meinen Kollegen, die sich für die Untersuchung zu erwartender Fehlerarten zur Verfügung stellten, bei Herrn M. van Os, der die Zeichnungen anfertigte, und ganz besonders bei Herrn H.-D. Siepmann, der mit großer Sorgfalt das Manuskript schrieb.

Münster, Januar 1980   R.-J. Fischer

INHALT

VERZEICHNIS DER ABBILDUNGEN UND TABELLEN

NOTATIONEN

$\neq$	ungleich		$\{\,\ldots\,\}$	Menge von Elementen
$:=$	definitionsgemäß gleich		$s \in S$	s ist Element von S
$a < b$	a kleiner b		$s \notin S$	s ist nicht Element von S
$a \leq b$	a kleiner oder gleich b		$\emptyset$	leere Menge
$a > b$	a größer b		$\mathbb{R}$	Menge der reellen Zahlen
$a \geq b$	a größer oder gleich b		$\mathbb{N}$	Menge der natürlichen Zahlen
$\Rightarrow$, $\rightarrow$	daraus folgt; Beweisrichtung von links nach rechts		$S \times T$	Kreuzprodukt der Mengen S und T
			$T \subset S$	T Teilmenge von S
$\Leftarrow$, $\leftarrow$	Beweisrichtung von rechts nach links		$S \cap T$	Durchschnitt von S und T
			$S - T$	Menge der Elemente von S, die nicht in T liegen, falls $T \subset S$
$\Leftrightarrow$, $\Longleftrightarrow$	genau dann, wenn			
$:\Leftrightarrow$, $:\Longleftrightarrow$	definitionsgemäß genau dann, wenn		$S \cup T$	Vereinigung von S und T
$\sum$	Summenzeichen		$\bigcup_{i=1}^{n} S_i$	Vereinigung der S_i (i = 1, ..., n)
∞	unendlich			
$\lvert a \rvert$	Betrag von a		$S + T$	Vereinigung von S und T mit $S \cap T = \emptyset$
$[r]$	größte ganze Zahl i mit $i \leq r$		$f : S \rightarrow T$	Funktion f, die S in T abbildet
$\min(x_1, \ldots, x_n)$	kleinstes x_i ($1 \leq i \leq n$)		$\lvert S \rvert$	Mächtigkeit der endlichen
$\max(x_1, \ldots, x_n)$	größtes x_i ($1 \leq i \leq n$)			Menge S

Spezielle Mengen im Zusammenhang mit Spuren (siehe Abschnitt 4.1):

S_1	bijektiver Kern der Spur S
S_1^{*}	Knotenkern von S
U, V	spezielle Untermengen von S_1^{*}
$\hat{S}$	die S entsprechende einfache Spur

      <u>EINLEITUNG</u>

Eine erfolgreiche Datenverarbeitung hängt entscheidend von einer fehlerfreien Erfassung der Daten ab,
da nur dann eine sinnvolle Auswertung möglich ist. In zunehmendem Maße bestehen die Daten dabei
aus fachsprachlichen Klartexten wie Protokolle, Gutachten oder Literaturzitate. Algorithmen für ihre
Auswertung setzen im allgemeinen voraus, daß die Texte korrekt erfaßt sind. In der Praxis muß aber
davon ausgegangen werden, daß nicht alle Fehlerquellen ausgeschlossen werden können, so daß etwa
Schreibfehler zu erwarten sind. Wie sehr diese den Erfolg der Datenverarbeitung beeinträchtigen, hängt
von der weiteren Verarbeitung ab.

Sollen die Texte lediglich erfaßt und auf Abfrage unverändert wiedergegeben werden, so ist ein Schreibfehler meist als solcher zu erkennen und führt zu keinen Mißverständnissen. Die Indexierung oder Co-
dierung der Texte [21] wird aber durch Schreibfehler oft stark beeinträchtigt.

Werden die Texte nicht sofort nach der Erfassung verarbeitet oder kann keine Rückmeldung an die er-
fassende Person erfolgen, dann muß eine Liste der fehlerhaften Stellen erzeugt werden. Diese Liste
wird dann von Hand bearbeitet, indem die erfaßten Daten mit den Quellendaten verglichen und korrigiert
werden. Ein solches Verfahren beansprucht viel menschliche Arbeitskraft, und bis zur Korrektur bleiben
die Daten unauswertbar. Diese Nachteile können durch eine automatische Korrektur von Schreibfehlern
weitgehend vermieden werden. So wird in [7] eine Zeitersparnis von 70% bei automatischer Korrektur
geschätzt.

Das vorliegende Buch schildert bisher publizierte Verfahren der automatischen Korrektur von Schreibfehlern sowie einen neuen Algorithmus, der folgende Forderungen erfüllen soll:

- – Der Algorithmus soll mindestens so viele Fehlerarten verbessern können wie die
   publizierten Algorithmen.

- – Der Ersatz eines fehlerhaften Wortes durch ein falsches Wort soll nicht wahrscheinlicher
   sein als bei den publizierten Algorithmen.

- – Der Algorithmus soll ökonomisch sein und nicht zuviel Zeit für die Korrektur eines
   Fehlers benötigen.

2   PUBLIZIERTE VERFAHREN

2.1   Abgrenzung des Problems

Algorithmen zur absolut richtigen automatischen Fehlerkorrektur und Korrektur eines beliebigen Textes sind nicht bekannt, obwohl der Mensch bei dieser Aufgabe beachtliche Erfolge erzielen kann [10] . Während Algorithmen im wesentlichen Zeichenreihen vergleichen können, macht der Mensch Gebrauch von der Kenntnis der korrekten Wörter sowie einer Fülle von syntaktischen und semantischen Informationen, aufgrund derer er einen Text korrigieren kann. Für eine automatische Schreibfehlerkorrektur muß aber die Problemstellung wesentlich eingeschränkt werden:

1) Alle Texte werden nur als Zeichenreihen betrachtet.

   Für eine Korrektur werden keine syntaktischen oder semantischen Informationen herangezogen. Die fehlerhafte Verwendung eines korrekt geschriebenen Wortes wird also auch dann nicht erkannt, wenn sie durch Schreibfehler bedingt ist. Diese Einschränkung findet sich bei allen hier genannten Verfahren aus der Literatur.

2) Das Problem der Schreibfehlerkorrektur wird auf einzelne Wörter begrenzt.

   Der Text soll korrekt in Wörter zerlegt sein, etwa von einer Leerstelle zur nächsten, so daß keine Verstöße gegen Getrennt- und Zusammenschreibung vorliegen. In [16] wird ein Verfahren angegeben, das zwar von dieser Voraussetzung weitgehend befreit, dafür aber Wortlisten von solcher Länge erfordert, daß diese praktisch nicht verwendet werden können.

3) Es liegt ein Lexikon mit allen Wörtern vor, die als Korrektur für ein fehlerhaftes Wort in Frage kommen ("Wörterliste-Methode" [16]).

Ohne ein Lexikon der korrekten Wörter gäbe es folgende alternativen Ansätze:

- Die Verwendung eines Regelsystems für Rechtschreibung, das es erlaubt, für ein Wort zu entscheiden, ob es falsch geschrieben wurde.

- Ausnutzen bekannter Wahrscheinlichkeiten für Buchstabenfolgen der Länge 2, 3, ...

In [2, 16] werden beiden Ansätzen keine Chancen eingeräumt, da es – im Deutschen wie im Englischen – allenfalls hin und wieder gelingen wird, eine Fehlerposition anzugeben. Eine Verbesserung bedingt in jedem Fall ein zu hohes Risiko eines weiteren Fehlers.

2.2   Schema der automatischen Schreibfehlerkorrektur

Wie in Punkt 3 des vorangehenden Abschnitts erläutert, wird ein Lexikon mit allen in Frage kommenden Wörtern eines Textes vorausgesetzt. Die Analyse eines beliebigen Wortes aus dem zu überprüfenden Text – interpretiert als Zeichenreihe B – soll letztlich zur Auswahl von Wörtern aus dem Lexikon – interpretiert als Zeichenreihen A – führen, die ohne Veränderung der Information das Wort B ersetzen können. Da die Analyse sich auf den formalen Vergleich von Zeichenreihen beschränkt, sollen die Algorithmen die Menge $\{A\}$ auf eine möglichst kleine Anzahl von Kandidaten reduzieren. Dazu dient die "Ähnlichkeit" zwischen Zeichenreihen, die mittels einer **Distanzfunktion** gemessen wird.

Je kleiner der Wert der Distanzfunktion für ein Paar von Zeichenreihen ist, desto größer ist ihre Ähnlichkeit.

Die Anzahl der Kandidaten wird nun generell dadurch reduziert, daß die Distanzfunktion zur Zeichenreihe B eine gewisse Schranke M nicht überschreiten darf.

Gibt es genau einen Kandidaten, dann wird angenommen, daß dieser Kandidat der richtige Ersatz ("Korrektur") für B ist.

Folgende Fälle sind daher – bei vollständigem Lexikon – möglich:

    1) Es gibt genau einen Kandidaten, die Korrektur A_j.

       1.1) $A_j = B$, dann ist das Wort B korrekt.

       1.2) $A_j \neq B$, dann wird B durch A_j ersetzt. Führt die Korrektur A_j zu einer Veränderung der Information, dann begeht man einen **Fehler 1. Art.**

      Da der Algorithmus nicht verfälschend sein soll, muß die Distanzfunktion sicherstellen, daß bei einem richtigen Wort B stets nur ein einziger Kandidat A_j mit $A_j = B$ übrig bleibt.

    2) Es gibt mehr als einen Kandidaten.

      Dann gibt es gleichberechtigte Alternativen, deren Anzahl algorithmisch nicht weiter reduziert werden kann.

    3) Es gibt keinen einzigen Kandidaten.

In den Fällen 2 und 3 begeht man bei vollständigem Lexikon einen **Fehler 2. Art.**

Zur Beschleunigung des Algorithmus kann eine Vorauswahl getroffen werden, die das Lexikon auf eine Untermenge reduziert, die dann näher untersucht wird. Die Technik der Vorauswahl hängt wesentlich von der Definition der Distanzfunktion ab. Die eigentliche Auswahl der Kandidaten wird anhand der Werte der Distanzfunktion getroffen.

2.3   Definitionen

Sei $\Theta = \{a_1, ..., a_s\}$ ein Alphabet.

$X = x_1...x_n$ mit $x_i \in \Theta$, i = 1,2, ..., n, heißt **Zeichenreihe**, die x_i heißen **Elemente** von X.
Λ sei die **leere Zeichenreihe**, die keine Elemente enthält.

$\ell_X := n$ sei die Länge der Zeichenreihe X. $\ell_\Lambda := 0$.
Z sei die **Menge der Zeichenreihen** mit endlicher Länge; es sei $\Lambda \in Z$.
Läßt man in der Darstellung einer Zeichenreihe $X = x_1 ... x_n$ auch n = 0 zu, so soll für n = 0
$X := \Lambda$ gelten.

Zeichenreihen der Länge 1 können als die Zeichen aus Θ aufgefaßt werden. Analog kann man die leere Zeichenreihe Λ als **leeres Zeichen** λ auffassen. λ ist per definitionem ungleich jedem Zeichen aus Θ.

In Z sei eine Verkettung von Zeichenreihen durch Hintereinanderschreiben der Elemente definiert:

Seien $X, Y \in Z$; $X = x_1 \ldots x_n$, $Y = y_1 \ldots y_m$; $n, m \geq 0$.

Dann gelte $X\Lambda := X$, $\Lambda Y := Y$, $XY := x_1 \ldots x_n y_1 \ldots y_m$.

Die zusammenhängende **Teilzeichenreihe** $X(i : j)$ wird definiert als

$$X(i : j) := \left\{ \begin{array}{l} x_i \ldots x_j \text{ für } 1 \leq i \leq j \leq \ell_X \\ \\ \Lambda \text{ sonst} \end{array} \right\} .$$

Das **i-te Element einer Zeichenreihe** X ist $X(i) := \left\{ \begin{array}{l} x_i \text{ für } 1 \leq i \leq \ell_X \\ \lambda \text{ sonst} \end{array} \right\} .$

Im folgenden sind immer A, B, C Zeichenreihen aus Z, a ein Zeichen aus Θ.

2.4 Verfahren mit zeichenabhängigen Distanzen

Einfache zweiwertige Distanzfunktionen werden beim "computer-unterstützten Unterricht" [3] verwendet. Dort muß nur entschieden werden, ob die Zeichenreihe B einer eingegebenen Antwort mindestens einer der Zeichenreihen A der vorgesehenen richtigen Antworten genügend ähnlich ist.

Beim **konsonantischen Vergleich** werden A und B nach Streichen aller Vokale auf Gleichheit geprüft. Die Distanzfunktion ist:

$$D(A,B) := \left\{ \begin{array}{l} 0, \text{ falls } K(A) = K(B) \\ \\ 1 \text{ sonst} \end{array} \right\} , \text{ wobei die Funktion } K \ : \ Z \rightarrow Z \text{ rekursiv definiert ist durch}$$

$$K(x_1 \ldots x_n) := \left\{ \begin{array}{l} \Lambda, \text{ falls } n=0 \\ K(x_1 \ldots x_{n-1}), \text{ falls } x_n \in \{ \text{ "A","E","I","O","U" } \} \text{ und } n \geq 1 \\ K(x_1 \ldots x_{n-1})x_n \text{ sonst} \end{array} \right\} .$$

Beim **phonetischen Vergleich** [3] werden Zeichenreihen durch eine Funktion $\Phi: Z \rightarrow Z$ elementweise auf eine phonetische "Normalform" gebracht. Es ist dann

$$D(A,B) := \left\{ \begin{array}{l} 0, \text{ falls } \Phi(A) = \Phi(B) \\ 1 \text{ sonst} \end{array} \right\} .$$

Bei beiden Verfahren gibt es keine Vorauswahl, da das Lexikon der richtigen Antworten sehr klein ist. Als Korrektur gilt das erste A mit $D(A,B) = 0$.

Beide Verfahren zeichnen sich gegenüber anderen dadurch aus, daß die Distanz nicht nur von einem paarweisen Vergleich der Zeichen in A und B, sondern auch von den einzelnen Zeichen selbst abhängt.

Ein wesentlich komplizierterer phonetischer Vergleich ist in [18] als Teilschritt für eine "automatische Sprach-Analyse" angegeben. Durch die Zeichenreihen werden Phonemfolgen anstatt Wörter dargestellt. Die Zeichenreihe B der zu identifizierenden Phonemfolge ist bereits das Ergebnis der phonetischen Analyse eines gesprochenen Wortes, wobei aber in B für jedes gesprochene Phonem auch mehrere Zeichen alternativ enthalten sind. Diesem Ansatz entspricht bei der automatischen Schreibfehlerkorrektur die Berücksichtigung alternativer Schreibweisen des Wortes B, was über den Rahmen dieser Arbeit hinausgeht.

In [2] wird mit Funktionen $f_n : Z \rightarrow Z$ gearbeitet, die Zeichenreihen auf jeweils n Zeichen verkürzen. Für die Zeichen eines Wortes werden Rangpunkte für ihre Position in der Zeichenreihe und für ihre Vorkommenshäufigkeit in Texten vergeben. Zeichen am Anfang und am Ende der Zeichenreihe werden geringer bewertet als in der Mitte, häufig vorkommende Zeichen werden höher bewertet als seltene Zeichen. Beide Arten von Rangpunkten werden für jedes Zeichen addiert. Ergebnis von f_n sind die n Zeichen mit den geringsten Rangpunktsummen in der ursprünglichen Reihenfolge.

Die Distanzfunktion ist für festes n:

$$D(A,B) := \begin{cases} 0, \text{ falls } f_n(A) = f_n(B) \\ \\ 1 \text{ sonst} \end{cases} .$$

Die Schranke M für die Auswahl der Kandidaten ist 0; eine Vorauswahl gibt es nicht. Gibt es genau einen Kandidaten, dann wird dieser als Korrektur für B genommen. Gibt es keinen Kandidaten, dann bricht das Verfahren ab, und eine Korrektur unterbleibt. Gibt es mehrere Kandidaten, dann kann n so lange erhöht und die Distanz von A zu B mit dem neuen f_n berechnet werden, bis sich höchstens ein Kandidat qualifiziert.

2.5 Verfahren mit positionsabhängigen Distanzen

Zu den einfachsten Verfahren gehören die, die von der HAMMING-Distanz ausgehen. Die HAMMING-Distanz ist für zwei Zeichenreihen A und B definiert als

$$H(A,B) := \sum_{i=1}^{\infty} e_i \quad \text{mit } e_i := \begin{cases} 1, \text{ falls } A(i) \neq B(i) \\ \\ 0 \text{ sonst} \end{cases} .$$

Dabei ist zu beachten, daß $A(i) = \lambda$ für $i > \ell_A$ und daß λ per definitionem ungleich jedem Zeichen aus Θ ist (siehe Abschnitt 2.3). Diese Definition ist daher äquivalent mit

$$H(A,B) := \sum_{i=1}^{\min(\ell_A, \ell_B)} e_i + |\ell_A - \ell_B|$$

Eine Anwendung ist der in [5] für den computer-unterstützten Unterricht verwendete **prozentuale Vergleich**: Sei $A = a_1 \dots a_n$, $n \geq 1$, eine vorgesehene "richtige Antwort" und $B = b_1 \dots b_m$, $m \geq 1$, die eingegebene Zeichenreihe.

Für ein vorgegebenes $p \in \mathbb{R}$, $0 \leq p \leq 100$, gilt dann auch B als richtig, wenn

$$\left| \left\{ (a_i,b_i) \mid a_i = b_i \; ; i = 1,2, \ldots , \min(n,m) \right\} \right| - \left| n - m \right| \geq n \cdot \frac{p}{100} \,.$$

Die linke Hälfte dieser Ungleichung ist ein Maß für die Ähnlichkeit von A und B; die entsprechende Distanz ist $H(A,B)$ mit einer Schranke $M = \min(n,m) - n \cdot \frac{p}{100}$ für die Auswahl der Kandidaten.

Für die Problemstellung genügt die Entscheidung, ob es mindestens einen Kandidaten gibt. Eine Vorauswahl ist überflüssig.

2.6 Verfahren mit Distanzen, die vom Zeichenvorrat abhängen

$$\text{Sei } d_{a,A} := \left\{ \begin{array}{l} 1, \text{ falls } a \text{ unter den Elementen von A vorkommt} \\ 0 \text{ sonst} \end{array} \right\} \,.$$

Die **Mengen-Distanz** $\mu(A,B)$ ist definiert als die Anzahl der Zeichen, die in genau einer der beiden Zeichenreihen vorkommen:

$$\mu(A,B) := \sum_{a \in \Theta} (d_{a,AB} - d_{a,A} \cdot d_{a,B})$$

Sie ist ein Beispiel für eine Distanz, die nur von den in den Zeichenreihen vorkommenden (verschiedenen) Zeichen abhängt, ohne ihre Position zu berücksichtigen.

Eine Verbesserung der Mengen-Distanz erreicht man durch zusätzliche Berücksichtigung der Häufigkeiten der Zeichen.

Sei $n_{a,A}$ die Häufigkeit des Zeichens a in A. Dann ist die **Mengen-Distanz** $\mu^*(A,B)$ definiert durch:

$$\mu^*(A,B) := \sum_{a \in \Theta} \left| n_{a,A} - n_{a,B} \right|$$

Falls kein Zeichen in A oder B mehr als einmal vorkommt, ist $\mu(A,B) = \mu^*(A,B)$.

Ferner sei die zu A **transponierte** Zeichenreihe A^T definiert:

$$A^T := \left\{ \begin{array}{l} \Lambda \,, \text{ falls } A = \Lambda \\ a_n a_{n-1} \ldots a_1, \text{ falls } A = a_1 \ldots a_n, n \geq 1 \end{array} \right\}$$

Mit $S(A) := \left\{ \begin{array}{l} \Lambda, \text{ falls } \ell_A \leq 1 \\ A(2: \ell_A) \text{ sonst} \end{array} \right\}$ und $K(A) := (S(A^T))^T$ wird rekursiv ein Operator "−" zwischen Zeichenreihen A,B definiert:

$$A - B := \left\{ \begin{array}{ll} S(A)-S(B), & \text{falls } A(1)=B(1) \neq \lambda \\ K(A)-K(B), & \text{falls } A(1) \neq B(1), A(\ell_A)=B(\ell_B) \neq \lambda \\ A & \text{sonst} \end{array} \right\}$$

A − B ist der aus A durch Entfernen des mit B übereinstimmenden Anfangs- und Endteils entstehende Rest der Zeichenreihe A.

Das in [7] beschriebene Verfahren geht von einem Lexikon korrekter Wörter aus, zu denen für jedes Zeichen seine maximale Häufigkeit n_α pro Wort berechnet wird.

In [7] ist $n_{"A"} = 5$, $n_{"B"} = 4$.

Für jedes Wort des Lexikons werden in 16 Bytes folgende Daten gespeichert:

Bit 0 - 4 : binäre Verschlüsselung der Position von A(1) im Alphabet

Bit 5 - 9 : binäre Verschlüsselung der Position von A(2) im Alphabet

Bit 10 - 15 : binäre Verschlüsselung der Wortlänge ℓ_A

Bit 16 - 20 : absolute Häufigkeit von "A" im Wort A, codiert durch Setzen entsprechend vieler Bits

   auf "1"

Bit 21 - 24 : gleiche Angabe für "B"

   usw.   für alle Zeichen des Alphabets.

Diese spezielle Vergleichsdatei wird bei der automatischen Schreibfehlerkorrektur benutzt.

Eine gegebene Zeichenreihe B wird zunächst in dieselbe Form gebracht wie die Wörter des Lexikons in der Vergleichsdatei. Die Vorauswahl für den Vergleich enthält folgende Bedingungen:

a) $A(1{:}2) = B(1{:}2)$

b) $\left| \ell_A - \ell_B \right| \leq 1$

c) $\mu^*(A,B) \leq 2 + \left| \ell_A - \ell_B \right|$

$\mu^*(A,B)$ wird berechnet als Anzahl der Bits ab Position 16, die beim Vergleich der Bilder von A und B nicht übereinstimmen.

Als Distanzfunktion für den Vergleich mit einer Zeichenreihe A wird $D(A,B) := \ell_{B-A}$ verwendet.

Für die Auswahl der Kandidaten ist M = 2 eine Schranke für die Distanz. Qualifiziert sich mehr als ein Kandidat, dann werden alle Kandidaten als Vorschlagsliste ausgegeben.

2.7 Verfahren mit Distanzen, die von den Positionen der Zeichen und vom Zeichenvorrat abhängen

Einige Distanzen berücksichtigen außer dem Zeichenvorrat auch noch die relativen Positionen gleicher Zeichen in A und B.

Sei $J_A^\alpha := \left\{ j \,\middle|\, A(j) = \alpha \right\}$.

Θ_{AB} sei die Menge der in den Zeichenreihen A und B vorkommenden Zeichen.

Die Summe der minimalen Abstände der Zeichen in A und B sei:

$$P(A,B) := \sum_{\alpha \,\varepsilon\, \Theta_{AB}} \; \min_{\substack{i \,\varepsilon\, J_A^\alpha \\ j \,\varepsilon\, J_B^\alpha}} \left| i-j \right|$$

Dann sind für ein $r \in \mathbf{R}$, $r \geq 0$ die **korrigierten Mengen–Distanzen** μ_p und μ_p^* definiert durch:

$$\mu_p(A,B) := \mu(A,B) + r \cdot P(A,B)$$

$$\mu_p^*(A,B) := \mu^*(A,B) + r \cdot P(A,B)$$

In [19] wird eine Distanz definiert, die die Positionen gleicher Zeichen in A und B indirekt berücksichtigt, indem A und B in gleich lange Teilzeichenreihen aufgeteilt werden, für die die Mengen–Distanz μ^* berechnet wird. Gleiche Zeichen, die in A und B in verschiedenen Teilzeichenreihen liegen, können damit die Distanz nicht verkleinern.

Gegeben sei ein $\ell \in \mathbf{N}$. Für die Berechnung der Mengen–Distanz μ^* seien zwei Zeichenreihen A und B jeweils durch das Zeichen λ auf eine gleiche Länge gebracht, die ein Vielfaches von ℓ ist. ℓ_A und ℓ_B sollen die ursprünglichen Längen sein. Ist n_ℓ die Anzahl der Teilzeichenreihen, dann ist die ℓ–**Distanz** von $A,B \in Z$ definiert als:

$$D_\ell(A,B) := \sum_{i=1}^{n_\ell} \mu^*(A((i-1) \cdot \ell + 1 : i \cdot \ell),\, B((i-1) \cdot \ell + 1 : i \cdot \ell))$$

Die ℓ–Distanz ist für $\ell = 1$ identisch mit der doppelten HAMMING–Distanz und für $\ell = \max(\ell_A, \ell_B)$ identisch mit der Mengen–Distanz $\mu^*(A,B)$.

Über eine Schranke M wird in [19] ausgesagt:

O.B.d.A. sei $\ell_B \leq \ell_A$. Sei $\ell = \ell_A$ und $M > 2 \cdot \ell$. Dann folgt für alle $A,B \in Z$: $D_\ell(A,B) \leq M$.

Diese Aussage ist falsch, da in der Wahl von ℓ schon eine Beschränkung auf Zeichenreihen A fester Länge liegt. Eine korrekte Formulierung ist: Gegeben seien ein $\ell \in \mathbf{N}$ und eine Schranke $M \geq 2 \cdot \ell$.
Dann folgt für alle $A,B \in Z$ mit $\ell_B, \ell_A \leq \ell$: $D_\ell(A,B) \leq M$.
Hat also eine zu korrigierende Zeichenreihe B eine Länge $\ell_B \leq \ell$, so sind für eine Schranke $M \geq 2 \cdot \ell$ alle Zeichenreihen A der Länge $\ell_A \leq \ell$ Kandidaten für die Korrektur von B.

Über eine mögliche Vorauswahl zu der ℓ–Distanz und zu gegebener Schranke M wird in [17] ausführlich berichtet. Dazu wird eine nicht–negative Bewertung $b : \Theta \cup \{\lambda\} \rightarrow \mathbf{R}$ definiert und eine Quersumme

$$S(A) := \sum_{i=1}^{\ell_A} b(A(i)) \quad \text{eingeführt.}$$

Dann sind die Bedingungen der Vorauswahl:

a) $\left| \ell_A - \ell_B \right| \leq \left[\dfrac{M}{2} \right]$

b) $\left| S(A) - S(B) \right| \leq \left[\dfrac{M}{2} \right] \cdot \max_{\alpha,\beta \in \Theta \cup \{\lambda\}} \left| b(\alpha) - b(\beta) \right|$

Es wird in [17] gezeigt, daß beide Bedingungen notwendig sind, wenn A Kandidat für die Korrektur von B sein soll.

2.8 Verfahren mit Distanzen, die von gemeinsamen Zeichenfolgen abhängen

$F = f_1 \ldots f_n$ ist eine **gemeinsame Zeichenfolge** von A und B $: \Longleftrightarrow$

Es gibt eine monoton steigende Teilfolge $\{j_1, \ldots, j_n\} \subset \{1, \ldots, \ell_A\}$ und eine monoton steigende Teilfolge $\{k_1, \ldots, k_n\} \subset \{1, \ldots, \ell_B\}$ mit $A(j_i) = f_i = B(k_i)$ für $i = 1,2, \ldots, n$.

Ein Spezialfall einer gemeinsamen Zeichenfolge ist eine gemeinsame Teilzeichenreihe.

Viele Distanzen beruhen auf der Bewertung von gemeinsamen Zeichenfolgen zweier Zeichenreihen.

Das einfachste Beispiel ist die **A–Distanz** aus [15]:

Sei L(A,B) die Länge der maximalen gemeinsamen Anfangs-Teilzeichenreihe von A und B.

$n := L(A,B) = \max\{ i \mid A(1{:}i)=B(1{:}i) \}$. Dann ist $D(A,B) := 2^{-n}$ die A-Distanz von A und B.

Für den computer-unterstützten Unterricht wird in [5] der **Teilantwortvergleich** genannt:

Die "richtige Antwort" A sei eine Zeichenreihe mit einer fest vorgegebenen Aufteilung

$A = W_1 \ldots W_n$, $W_i \in Z$ mit $\ell_{W_i} > 0$; $i = 1,2, \ldots, n$.

Dann ist die zugehörige Distanz

$$D(A,B) := \begin{cases} 0, \text{ falls es } V_j \in Z \text{ gibt } (j = 0,1,2, \ldots, n) \text{ mit } V_0 W_1 V_1 \ldots W_n V_n = B \\ 1 \text{ sonst} \end{cases}$$

Neben diesen einfachen Spezialfällen gibt es Verfahren, die von der **Koinzidenz-Matrix** (c_{ij}); $i = 1,2, \ldots, \ell_A$; $j = 1,2, \ldots, \ell_B$ der Zeichenreihen A und B ausgehen. Dabei ist

$$c_{ij} := \begin{cases} 1, \text{ falls } A(i)=B(j) \\ 0 \text{ sonst} \end{cases}$$

Die Koinzidenz-Matrix erlaubt allgemein eine Übersicht über alle möglichen gemeinsamen Zeichenfolgen in A und B. Eine Distanz entsteht zum Beispiel aus der längsten gemeinsamen Zeichenfolge S durch:

$$D(A,B) := 1 - \frac{\ell_S}{\max(\ell_A, \ell_B)}$$

In [13] wird ein Verfahren zur Berechnung dieser Distanz genannt. Weiter wird dort eine Version mit einer Zusatzbedingung für die gemeinsame Zeichenfolge vorgestellt, die zur Klassifikation von Proteinen anhand ihrer Aminosäure-Sequenzen dient.

Eine wesentliche Rolle hat die Koinzidenz-Matrix auch in [14]. Bei dem dort behandelten Problem stellt die Zeichenreihe B eine Eingabe bei einem Mensch-Maschine-Dialog dar, die mit dem Schlüsselwort A einer Kommandosprache zu identifizieren ist.

C ist eine **i-Teilzeichenreihe von A** $: \Longleftrightarrow$ $A(i : i + \ell_C - 1) = C$ und $\ell_C > 1$

C ist eine **gemeinsame maximale** (i, j)- **Teilzeichenreihe** von A und B : $\Longleftrightarrow$

  a) C ist i-Teilzeichenreihe von A und j-Teilzeichenreihe von B.

  b) $A(i-1) \neq B(j-1)$ oder $\min(i,j) = 1$

  c) $A(i + \ell_C) \neq B(j + \ell_C)$ oder $\max(i + \ell_C - \ell_A, j + \ell_C - \ell_B) = 1$

Sei $U(A,B)$ die relative Häufigkeit der an irgendeiner gemeinsamen maximalen (i,j)-Teilzeichenreihe beteiligten Zeichen in B.

Als mögliche Distanz wird dann unter doppelter Berücksichtigung der längsten gemeinsamen maximalen (i,j)-Teilzeichenreihe ℓ_{max} vorgeschlagen:

$$D(A,B) := 1 - \frac{1}{2} \cdot \left(\frac{\ell_{max}}{\ell_B} + U(A,B) \right)$$

Für die Vorauswahl wird ähnlich wie in [7] ein eigenes Vergleichslexikon angelegt. In diesem wird für jedes geordnete Paar von Zeichen aus Θ ein Segment gespeichert, das so viele Bit-Positionen enthält, wie Schlüsselwörter vorhanden sind. Jedem Wort des Schlüsselwörter-Lexikons ist eineindeutig die Bitposition in dem Segment zugeordnet. Das Bit ist an, wenn das geordnete Paar von Zeichen in dem betreffenden Schlüsselwort nebeneinander vorkommt. Zu einer gegebenen Zeichenreihe B werden nun alle in ihr enthaltenen Teilzeichenreihen der Länge 2 und das ihnen entsprechende Segment aus dem Vergleichslexikon aufgelistet. Werden diese Segmente als Zeilenvektoren einer Matrix aufgefaßt, dann sind die Spaltensummen gleich der Anzahl der Teilzeichenreihen der Länge 2, die B mit dem der Spalte zugeordneten Schlüsselwort gemeinsam hat. Die Bedingung der Vorauswahl ist erfüllt, wenn die Anzahl mindestens eine Zahl m erreicht, die von der Länge von B abhängt.

Eine Schranke M für die Auswahl der Kandidaten kann angegeben werden. Kommen für die Korrektur mehrere Schlüsselwörter in Frage, dann werden diese dem Eingebenden präsentiert.

In [1] werden 65 verschiedene Kombinationen von Verfahren, die auf verschiedene Auswertungen der Koinzidenz-Matrix zurückgehen, anhand einer gegebenen Menge von fehlerhaften Wörtern getestet. Einige belegen die Positionen in der Matrix mit Gewichten, andere selektieren nach bestimmten Kriterien ein $c_{ij} \neq 0$ in jeder Zeile und Spalte, andere werten die gesamte Matrix mit allen Elementen $c_{ij} \neq 0$ aus. In dieselbe Kategorie fällt auch ein in [18] beschriebenes Verfahren.

2.9 Verfahren, die nur bestimmte Fehler berücksichtigen

Einige Verfahren gehen davon aus, daß die vorgegebene Zeichenreihe B aus einer korrekten Zeichenreihe A durch eine Folge bestimmter "Elementarfehler" entstanden ist. Diese Elementarfehler werden als Operatoren in Z dargestellt.

Sei $A = a_1 \ldots a_{\ell_A}$. Dann wird definiert:

Operator zum Elementarfehler "Einfügen eines Zeichens a" :

$$E_i^a(A) := \left\{ \begin{array}{l} a_1 \ldots a_{i-1} \, a \, a_i \ldots a_{\ell_A} \, , \text{ falls } 1 \leq i \leq \ell_A + 1 \\ A \text{ sonst} \end{array} \right\}$$

Operator zum Elementarfehler "Weglassen eines Zeichens" :

$$W_i(A) := \begin{cases} a_1 \ldots a_{i-1} a_{i+1} \ldots a_{\ell_A} \,, \text{ falls } 1 \leq i \leq \ell_A \\ \\ A \text{ sonst} \end{cases}$$

Operator zum Elementarfehler "Ersetzen eines Zeichens durch a" :

$$U_i^a(A) := \begin{cases} a_1 \ldots a_{i-1} a\, a_{i+1} \ldots a_{\ell_A} \,, \text{ falls } 1 \leq i \leq \ell_A \\ \\ A \text{ sonst} \end{cases}$$

Zunächst gibt es eine erweiterte Definition der A-Distanz (siehe Abschnitt 2.8), die genau einen der obigen Elementarfehler berücksichtigt: Sei $m := L(A,B) + 1$ bei nicht identischen Zeichenreihen die Position des ersten Zeichens von links, das in A und B verschieden ist.

Dann ist die **verbesserte A-Distanz**

$$D(A,B) := 2^{-n} \text{ für } n := \max(L(A,B), L(E_m^{B(m)}(A),B)-1,\ L(W_m(A),B)-1, L(U_m^{B(m)}(A),B)-1) \,.$$

Unterscheiden sich A und B durch genau einen Elementarfehler in der Position $m \leq \min(\ell_A, \ell_B)$, dann ist für die verbesserte A-Distanz $n = \min(\ell_A, \ell_B)-1$.

Die in [15] angegebene Definition ist offenbar falsch.

In anderen Verfahren wird zusätzlich ein weiterer Elementarfehler berücksichtigt.

Operator zum Elementarfehler "Vertauschen zweier benachbarter Zeichen":

$$V_i(A) := \begin{cases} a_1 \ldots a_{i-1} a_{i+1} a_i a_{i+2} \ldots a_{\ell_A} \,, \text{ falls } 1 \leq i \leq \ell_A - 1 \\ \\ A \text{ sonst} \end{cases}$$

In [4] wird folgende Distanz verwendet:

$$D(A,B) := \begin{cases} 0, \text{ falls } A \text{ aus } B \text{ durch höchstens einen Elementarfehler erklärbar ist} \\ \\ 1 \text{ sonst} \end{cases}$$

Zeichenreihen mit weniger als vier Zeichen werden von der Korrektur ausgeschlossen. Für Zeichenreihen der Länge 4 bis 6 gibt es eine Tabelle von (im Englischen) häufigen Wörtern, die vorrangig auf Gleichheit geprüft werden. Ansonsten sind die Schritte der Vorauswahl im einzelnen:

Zunächst wird kontrolliert, ob B mit irgendeinem A des Lexikons identisch ist. Dafür sind in dem Lexikon außer den Wörtern selbst auch noch deren Länge und eine Bitdarstellung gespeichert, die eine schnelle Berechnung von $\mu(A,B)$ erlaubt.

Bevor die Zeichenreihen A und B auf Gleichheit geprüft werden, findet eine erste Vorauswahl statt mit den Bedingungen:

a) $\ell_A = \ell_B$

b) $\mu(A,B) = 0$

Falls B in dem Lexikon gefunden wird, ist $D(A,B) = 0$.

Ansonsten findet eine zweite Vorauswahl statt mit den Bedingungen:

a) $\left| \ell_A - \ell_B \right| \leq 1$

b) $\mu(A,B) \leq 2$

Danach werden A und B zeichenweise verglichen und $m := L(A,B) + 1$ sowie $H(A,B)$ berechnet (siehe Abschnitt 2.5).

Für $\ell_A = \ell_B$ und $H(A,B) = 1$ ist $D(A,B) = 0$, da dann $U_m^{B(m)}(A) = B$ erfüllt ist. Sonst wird auf Vorliegen eines anderen Elementarfehlers geprüft. Das erste A, für das $D(A,B) = 0$ ist, ist Korrektur von B.

Dieselbe Distanz wird auch in [1] verwendet, um elementare Schreibfehler in Texten von Programmen oder Steuerkarten automatisch zu korrigieren. Hierbei können fehlerhafte Zeichenreihen B aufgrund der Syntax der Programmiersprache teilweise sehr gezielt mit einigen nur an der betreffenden Stelle erlaubten Zeichenreihen A von Schlüsselwörtern verglichen werden. Für die übrigen Fälle wird bei der Vorauswahl ausgenutzt, daß wegen der begrenzten Fehlerklasse mindestens eines der beiden ersten Zeichen von B aus einem richtigen Wort stammt. Das Lexikon der richtigen Wörter A ist im Idealfall so auf einen Adressenraum im Speicher verteilt, daß eine Funktion die ersten beiden Zeichen von B auf die Anfangsadresse eines Speicherbereiches abbildet, in dem alle Zeichenreihen A zu finden sind, von denen eines der beiden ersten Zeichen mit einem der beiden ersten Zeichen von B identisch ist. Für alle A dieser Teilmenge des Lexikons wird dann B auf Vorliegen eines Elementarfehlers mit einem anderen Algorithmus als in [4] überprüft.

Ein weiteres Verfahren, das von den 4 bislang eingeführten Elementarfehlern ausgeht, ist der **elastische Vergleich**. Der Algorithmus verwendet den in Abschnitt 2.6 definierten Operator "-". Während in [5] bis zu zwei Elementarfehler in einer Zeichenreihe zugelassen sind, zwischen denen ein Mindestabstand von 2 bzw. 3 Zeichen sein muß, werden in [6] n Elementarfehler pro Zeichenreihe zugelassen mit einem Mindestabstand von d Zeichen $(d > 0)$.

Bei den Zeichenreihen A–B und B–A wird versucht, durch Anwendung der Operatoren $E_1^{(B-A)(1)}$, W_1, $U_1^{(B-A)(1)}$ und V_1 auf A–B einen übereinstimmenden Anfangsteil mit B–A zu erhalten, der ohne Berücksichtigung der veränderten ersten Zeichen wenigstens d Zeichen lang ist.

Ein rekursiv definiertes Prädikat $I^d(A,B)$ gibt an, ob B nur die 4 bisher definierten Elementarfehler enthält, deren Positionen jeweils durch mindestens d Zeichen in A und B voneinander entfernt sind. Ist dies der Fall, dann heißen A und B **(d)-identifizierbar**:

$I^d(A,B) : \Longleftrightarrow$

a) $A = B$ oder

b) $I^d(S(A-B),B-A)$, $\qquad\qquad\qquad$ $L(S(A-B),B-A) \geq d$ oder

c) $I^d(A-B,S(B-A))$, $\qquad\qquad\qquad$ $L(A-B,S(B-A)) \geq d$ oder

d) $I^d(S(A-B),S(B-A))$, $\qquad\qquad\quad$ $L(S(A-B),S(B-A)) \geq d$ oder

e) $I^d(S(S(A-B)),S(S(B-A)))$, $(A-B)(1)(A-B)(2) = (B-A)(2)(B-A)(1)$, $L(S(S(A-B)),S(S(B-A))) \geq d$

Eine Distanz ist dann

$$D(A,B) := \left\{ \begin{array}{l} 0, \text{ falls } i^d(A,B) \\[2ex] 1 \text{ sonst} \end{array} \right\} \quad .$$

Eine Vorauswahl wird nicht beschrieben. Das erste A mit $D(A,B) = 0$ ist Korrektur, da der elastische Vergleich nur zur Identifizierung einer richtigen Antwort beim computer-unterstützten Unterricht eingesetzt werden soll.

2.10   Verfahren nach dem HAMMING-Prinzip

Wie im vorigen Abschnitt wird für die folgenden Verfahren von einer Menge von Elementarfehlern ausgegangen, denen Operatoren entsprechen, die die Zeichenreihe A in die Zeichenreihe B überführen können. Im Gegensatz zu vorher sind in B aber beliebig viele Fehler zugelassen, ohne daß für sie ein Mindestabstand gefordert wird. B ist also durch Anwendung einer Folge von Operatoren auf A entstanden. Dabei entsteht das Problem, daß die Folge der Operatoren, die A in B überführt, nicht eindeutig ist.

In [8] wird für diese Situation das HAMMING-Prinzip zitiert. Es besagt, daß für die Distanz zwischen A und B die geringste Anzahl von Elementarfehlern maßgebend sein soll, die für die Erklärung des Zustandekommens von B aus A benötigt werden.

Entsprechend wird in [15] eine verallgemeinerte HAMMING-Distanz H^* definiert.

Es sei Q die Menge aller endlichen Folgen F von Operatoren
$$\{ E_i^\alpha \mid \alpha \, \varepsilon \, \Theta, i \, \varepsilon \, \mathbb{N} \}, \, \{ W_i \mid i \, \varepsilon \, \mathbb{N} \} \text{ und } \{ U_i^\alpha \mid \alpha \, \varepsilon \, \Theta, i \, \varepsilon \, \mathbb{N} \}.$$

ℓ_F sei die Länge einer Folge $F \, \varepsilon \, Q$; ferner sei $\Lambda \, \varepsilon \, Q$, $\ell_\Lambda := 0$.

Jede Folge F ist eine Abbildung von Z in Z.

Sei $Q^* := \{ F \mid F \, \varepsilon \, Q, F(A)=B \}$.

$Q^* \neq \emptyset$, denn $F^0 \, \varepsilon \, Q^*$ mit

$$F^0 := U_1^{B(1)} \ldots U_m^{B(m)} \left\{ \begin{array}{l} E_{m+1}^{B(m+1)} \ldots E_{\ell_B}^{B(\ell_B)}, \text{ falls } \ell_B \geq \ell_A \\[3ex] W_{m+1} \ldots W_{\ell_A} \qquad \text{sonst} \end{array} \right\} \quad \text{und } m := \min(\ell_A, \ell_B).$$

Dann ist die **verallgemeinerte HAMMING-Distanz** definiert durch

$$H^*(A,B) := \min_{F \in Q^*} \ell_F .$$

Eine Verallgemeinerung dieser Distanz findet sich ebenfalls in [15] :

Sei W_{ij} der Operator zu einem Elementarfehler "Vertauschen des i-ten Zeichens mit dem j-ten Zeichen" in der Zeichenreihe A.

Für $A = a_1 \dots a_{\ell_A}$ ist

$$W_{ij}(A) := \begin{cases} a_1 \dots a_{i-1} a_j a_{i+1} \dots a_{j-1} a_i a_{j+1} \dots a_{\ell_A} , \text{ falls } 1 \leq i \leq \ell_A -2, i+2 \leq j \leq \ell_A \\ A \text{ sonst} \end{cases} .$$

Zusätzlich zu den Operatoren E_i^α, W_i und U_i^α werden auch noch die Operatoren V_i und W_{ij} $(i,j \in \mathbb{N}; i < j-1)$ betrachtet.

Ferner werden in [15] "Blockfehler" eingeführt, womit Weglassen, Einfügen, Ersetzen und Vertauschen von Teilzeichenreihen bezeichnet werden, die aber der Übersicht halber hier nicht berücksichtigt werden, da ohnehin für die daraus abgeleitete Distanz kein Algorithmus zur Berechnung bekannt ist.

In Erweiterung des Konzeptes der verallgemeinerten HAMMING-Distanz werden die Operatoren der Elementarfehler durch eine Funktion b, die allgemein vom Fehlertyp und von der Position bzw. den Positionen in A abhängig ist, bewertet:

$$b(E_i^\alpha) := \gamma_1 \cdot g_1(i), \; b(W_i) := \gamma_2 \cdot g_2(i), \; b(U_i^\alpha) := \gamma_3 \cdot g_3(i),$$

$$b(V_i) := \gamma_4 \cdot g_4(i), \; b(W_{ij}) := \gamma_5 \cdot g_5(i,j)$$

mit $g_k : \mathbb{N} \to \mathbb{R}$, $(k=1,2,3,4)$, $g_5 : \mathbb{N} \times \mathbb{N} \to \mathbb{R}$, $\gamma_k \in \mathbb{R}$ $(k=1,2,\dots,5)$.

Ist $F \in Q^*$, $F = O_1 \dots O_{\ell_F}$, dann wird als Distanz definiert:

$$D(A,B) := \min_{F \in Q^*} \sum_{i=1}^{\ell_F} b(O_i)$$

Das ist eine Verallgemeinerung des HAMMING-Prinzips, was sich auch in den in [15] aufgeführten Grundsätzen für die Wahl der γ_k und g_k niederschlägt.

" 1) Das Prinzip der Fehlermessung besteht darin, daß der Gesamtfehler F in Elementarfehler $F_1, \dots, F_n$ zerlegt wird. Das Maß C(F) des Gesamtfehlers ergibt sich aus der kleinsten Summe der Maße $C(F_i)$ der Elementarfehler, aus denen er sich zusammensetzen läßt.

2) Konsistenz: Ist der Fehlertyp F_1 ein Spezialfall des Fehlertyps F_2, so muß sein Gewicht genau gleich dem Gewicht des Fehlertyps F_2 in diesem Spezialfall sein.

3) Größtmögliche Einfachheit des Ausdrucks C(F), damit möglichst einfache Definition der Faktoren γ und der Funktionen g.

4) Es wiegt schwerer, in einer kurzen Zeichenkette einen Fehler zu machen, als in einer langen, so daß die Länge der Zeichenkette in irgendeiner Weise in das Maß eingehen müßte. Eine unter vielen Möglichkeiten wäre die Normierung des Maßes z.B. auf das Intervall $[0,1]$.

5) Ein zusammenhängender Abschnitt von Fehlerstellen darf nicht so schwer wiegen wie ein gleich langer nicht zusammenhängender Abschnitt. Hierdurch soll berücksichtigt werden, daß Blockfehler relativ häufig auftreten.

6) Permutationen sollten geringer gewichtet werden als Nicht-Permutationen. Begründung: Ein Fehler wiegt nicht so schwer, wenn das falsche Zeichen der richtigen Zeichenkette entstammt.

7) Das Fehlermaß soll keine Asymmetrien enthalten (Ungleichgewicht zwischen Anfang und Ende der Zeichenkette)
(Über diese Forderung kann man sich streiten)."

Vorgeschlagen wird als konkretes Beispiel:

$$\gamma_i := 1; i = 1,2, ..., 5$$
$$g_k(i) := 1; (k = 1,2,3,4), \quad g_5(i,j) := 2 \cdot (1 - 2^{i-j})$$

Bei dieser Bewertung ist das HAMMING-Prinzip erfüllt. Ein Algorithmus zur Berechnung der entsprechenden Distanz wird nicht angegeben.

Für einige Spezialfälle finden sich aber Algorithmen in der Literatur.

So findet sich in [20] ein Ansatz, der auch die Berechnung einer Distanz nach der längsten gemeinsamen Zeichenfolge (siehe Abschnitt 2.8) erlaubt. Eine Erweiterung dieses Algorithmus wird in [9] beschrieben, auf den im folgenden näher eingegangen wird.

Betrachtet werden die Operatoren E_i^α, W_i, U_i^α und V_i.

Für alle A und B, von denen B aus A durch einmalige Anwendung genau einer der obigen Operatoren entstanden ist, läßt sich eine Menge S von Indexpaaren angeben, die beschreibt, welches Zeichen B(j) aus dem Zeichen A(i) hervorging. Je nach dem Operator ist diese Menge:

$$U_i^{B(i)} \longrightarrow S(U_i^{B(i)}) := \{ (1,1), ..., (\ell_A, \ell_B) \}$$

Dabei kann B(i)=A(i) sein, d.h. $U_i^{B(i)}$ ist die Identität.

$$E_i^{B(j)} \longrightarrow S(E_i^{B(j)}) := \{ (1,1), ..., (i-1,j-1), (0,j),(i,j+1), ..., (\ell_A, \ell_A+1) \}$$

$$W_i \longrightarrow S(W_i) := \{ (1,1), ..., (i-1,j-1), (i,0), (i+1,j), ..., (\ell_A, \ell_A-1) \}$$

$$V_i \longrightarrow S(V_i) := \{ (1,1), ..., (i-1, j-1), (i,j+1), (i+1,j), (i+2,j+2), ..., (\ell_A, \ell_B) \}$$

Die Bewertung der Operatoren kann dann als Bewertung der Indexpaare der entsprechenden Menge S definiert werden.

Für alle A sei $I_A := \{1,2,...,\ell_A\}$, $I_A^0 := I_A + \{0\}$.

$f : I_A^0 \times I_B^0 \to R$ sei definiert durch

$$f(j,k) := \begin{cases} 0, & \text{falls } A(j)=B(k) \\ u, & \text{falls } A(j)\neq B(k); \ j,k\neq 0 \\ e, & \text{falls } j=0, \ k\neq 0 \\ w, & \text{falls } k=0, \ j\neq 0 \end{cases} \quad \text{mit } u, e, w \in R.$$

Sei S eine Teilmenge von $I_A^0 \times I_B^0$, die einer der obigen Operatoren entspricht, dann sei $F : S \to R$ definiert durch

$$F(S) := \sum_{(j,k)\,\in\,S} f(j,k) + \begin{cases} d, & \text{falls } S = S(V_i) \\ \\ 0 & \text{sonst} \end{cases} \quad \text{mit } d \in R.$$

Sind $O_1, ..., O_n$ Operatoren der betrachteten Art, so heißt $O_n ... O_1$ eine Ableitung von B aus A, wenn gilt: $O_n ... O_1 A = B$.

'Die **Bewertung** W einer Ableitung von B aus A wird definiert durch

$$W(O_n ... O_1,A,B) := \sum_{i=1}^{n} F(S(O_i)) .$$

Folgende Forderung wird durch das HAMMING–Prinzip bedingt:

Gibt es Operatoren O_1, O_2 mit $B = O_2 O_1 A$ und einen Operator O_3 mit $B = O_3 A$, so gelte

$F(S(O_3)) \leq F(S(O_2)) + F(S(O_1))$ (Dreiecksungleichung).

Daraus folgen Einschränkungen für die Wahl der reellen Konstanten e, w, u und d, insbesondere $e+w \geq u > 0$, $e+w \geq d > 0$, $2u \geq d$.
Sinnvollerweise sind zusätzlich $e > 0$ und $w > 0$ zu fordern.

Die **Distanz** zwischen den Zeichenreihen A und B ist entsprechend der Verallgemeinerung des HAMMING–Prinzips:

$$D(A,B) := \min \left\{ W(O_n ... O_1,A,B) \ \middle| \ O_n ... O_1 \text{ Ableitung von B aus A} \right\}$$

Einer Ableitung $O_n ... O_1$ läßt sich ähnlich wie einem Operator eine Menge von Indexpaaren zuordnen, die "Spur" genannt wird.

T heißt **Spur** von A nach B $:\Longleftrightarrow$

a) $T \subset I_A^0 \times I_B^0$

b) $T = T_1 + \{0\} \times (I_B - Y) + (I_A - X) \times \{0\}$ mit $T_1 = X \times Y \subset I_A \times I_B$, wobei in T_1 außerdem gelte:

  sind (x_1, y_1), $(x_2, y_2) \in T_1$, so folgt: $x_1 = x_2 \quad \Longleftrightarrow \quad y_1 = y_2$.

Jedes Element $(i,j) \in T$ $(i,j \neq 0)$ beschreibt, daß B(j) aus A(i) hervorgegangen ist; jedes Element $(i,0)$ besagt, daß A(i) weggelassen wurde; jedes Element $(0,j)$ besagt, daß B(j) eingefügt wurde.

In [9] wird nun gezeigt, daß man von den Ableitungen zu den Spuren übergehen kann, wenn man an der Berechnung von D(A,B) und nicht an der Menge aller möglichen Ableitungen interessiert ist.

Dafür werden folgende Definitionen und Sätze angeführt:

Zwei Elemente (x_1, y_1), $(x_2, y_2) \in T_1$ bilden einen **Knoten**, wenn $x_1 < x_2$ und $y_1 > y_2$.
Die Anzahl der Knoten sei v . Die **Kostenfunktion** K einer Spur T von A nach B wird dann definiert als Bewertung dieser Spur:

$$K(T,A,B) := \sum_{(j,k) \in T} f(j,k) + v \cdot d$$

Dann gilt:

a) Zu jeder Spur T von A nach B gibt es eine Ableitung $O_n \ldots O_1$ von B aus A mit $W(O_n \ldots O_1, A, B) = K(T,A,B)$.

b) Zu jeder Ableitung $O_n \ldots O_1$ von B aus A gibt es eine Spur T von A nach B mit
$K(T,A,B) \leq W(O_n \ldots O_1, A, B)$.

Daraus folgt insgesamt: $D(A,B) = \min_T K(T,A,B)$.

Ferner wird gezeigt, daß es unter der Voraussetzung $2d \geq e+w$ mindestens eine Spur T_0 von A nach B gibt mit $D(A,B) = K(T_0, A, B)$, die zudem folgende Eigenschaften hat:

a) Jedes $(j_1, k_1) \in T_0$ bildet mit höchstens einem $(j_2, k_2) \in T_0$ einen Knoten.

b) Für alle Knoten (j_1, k_1), $(j_2, k_2) \in T_0$ ist $A(j_1) = B(k_1)$ und $A(j_2) = B(k_2)$.

c) Für alle Knoten $(j_1, k_1), (j_2, k_2) \in T_0$ gibt es kein j_3 mit $j_1 < j_3 < j_2$ und
($A(j_1) = A(j_3)$ oder $A(j_3) = A(j_2)$) und kein k_3 mit $k_1 < k_3 < k_2$ und ($B(k_1) = B(k_3)$ oder $B(k_3) = B(k_2)$).

Falls $2d \geq e+w$, genügt es also, $\min K(T,A,B)$ nur für solche Spuren T zu bestimmen, die die einschränkenden Eigenschaften von T_0 besitzen.

Folgender Algorithmus wird für diesen Fall angegeben, um D(A,B) zu berechnen:

Es wird eine Funktion H: $I_A^0 \times I_B^0 \to \mathbb{R}$ rekursiv so definiert, daß $H(i,j) = D(A(1:i),B(1:j))$ ist $(i=1,2, ..., \ell_A; j=1,2, ..., \ell_B)$.

Die Anfangswerte sind:

$H(0,0) := 0$

$H(i,0) := c$ mit $c := \ell_A \cdot w + \ell_B \cdot e + 1$, $i=1,2, ..., \ell_A$

$H(0,j) := c$, $j=1,2, ..., \ell_B$

c ist ein Wert, der die Kosten jeder Spur T_o überschreitet.

Es seien bereits die Werte $H(k, \ell)$ für $k = 0,1, ..., i$ und $\ell = 0,1, ..., j$, $(k, \ell) \neq (i,j)$, berechnet. Dann gibt es für das Indexpaar (i,j) vier Möglichkeiten:

1) $(i,0)$ εT, dann ist $H_1 := H(i-1,j) + w$.

2) $(0,j)$ εT, dann ist $H_2 := H(i, j-1) + e$.

3) (i,j) εT, dann ist $H_3 := H(i-1,j-1) + f(i,j)$.

4) (x,j), $(i,y) \varepsilon T$, wobei x der größte Index mit $A(x) = B(j)$ ist, der kleiner ist als i, und y der größte Index mit $B(y) = A(i)$ ist, der kleiner ist als j. Diese Beschränkung ist durch die Existenz von T_o erlaubt.

$$\text{Dann ist } H_4 := \left\{ \begin{array}{l} H(x-1,y-1) + (i-x-1) \cdot w + (j-y-1) \cdot e + d, \text{ falls } (x,j),(i,y) \ \varepsilon \ T \\ c \text{ sonst} \end{array} \right\}$$

Weitere Möglichkeiten brauchen nach den Eigenschaften von T_o nicht berücksichtigt zu werden. Es ist dann $H(i,j) := \min(H_1,H_2,H_3,H_4)$.

Man kann sich leicht klarmachen, daß der Algorithmus mit $H(\ell_A, \ell_B)$ auch $D(A,B)$ berechnet, ohne daß es in [9] explizit bewiesen wird.

Der Algorithmus aus [20], dem nur die Operatoren E_i^α, W_i und U_i^α zugrunde liegen, arbeitet mit $H(i,j) := \min(H_1,H_2,H_3)$, benötigt aber über die Verallgemeinerung des HAMMING-Prinzips hinaus keine weitere einschränkende Voraussetzung zur Wahl der Konstanten e, w und u.

Das in [9] angegebene Beispiel einer Spur T mit minimalen Kosten für den Fall $u > e+w > 2d$ ist ein Verstoß gegen die durch das HAMMING-Prinzip bedingte Forderung, aus der $u \leq e + w$ folgte.

3   VORGABEN FÜR DAS EIGENE VERFAHREN

3.1   Beschreibung des zugrunde gelegten Lexikons

Es wird ein Lexikon aller Wörter vorausgesetzt, die als Korrektur für ein Wort in Frage kommen (siehe Abschnitt 2.1). Hier wurde für die Untersuchung als Anwendungsbeispiel aus der Medizin der AGK-Thesaurus [12] herangezogen, der auch in [7] zugrunde liegt. Die verwendete Fassung enthielt 33.952 Wörter mit der durchschnittlichen Länge von 13,05 Zeichen (siehe Abbildung 3.1).

In der Literatur werden meist Lexika zugrunde gelegt, bei denen die durchschnittliche Wortlänge erheblich kleiner ist. In [4] ist die maximale Länge 18 Zeichen, womit konventionelle englische Texte berücksichtigt werden sollten. In [14] und [11] sind die Wörter Schlüsselwörter und Variablennamen, deren Längen selten 10 Zeichen überschreiten. In [5] ist angegeben, daß 60,4 % der deutschen Wörter 7 und mehr Zeichen haben. Damit wird die Notwendigkeit von Korrekturverfahren begründet, die mehrere Fehler im gleichen Wort zulassen. Da in der deutschen Sprache und besonders in der medizinischen Sprache Adjektive und Substantive häufig zusammengesetzt werden, haben im AGK-Thesaurus noch über 70 % der Wörter 11 und mehr Zeichen. Darunter sind Wörter mit 12 Silben ("Pulmonalarterienarrosionen") oder über 30 Zeichen ("Bronchusspeicheldrüsenmischtumor").

Eine Besonderheit des Thesaurus ist, daß die Buchstaben "Z" und "K" auch in deutschen Begriffen einheitlich durch "C" ersetzt sind, um Doppeleintragungen von Begriffen mit verschiedenen Schreibweisen zu vermeiden. Diese Verringerung des Zeichenvorrats hat zur Folge, daß die zeichenweise Ähnlichkeit einiger Wörter erhöht wird, zum Beispiel "cotig" (kotig) und "cottig" (zottig). Außer Buchstaben werden noch der Schrägstrich "/", selten Ziffern und andere Sonderzeichen verwendet.

Wie bei medizinischen Texten allgemein, gibt es bei Wörtern mit ungewöhnlichen Vokal- und Konsonantenhäufungen Lese- und Schreibfehler, etwa "Ophthalmophthisis" oder "Coccioidiomycose" neben "Coccidioidomycose".

Schwierigkeiten bereiten ähnlich klingende Wörter wie "fibroblastisch" und "fibroplastisch"; "Lumen" und "Lungen"; "heterotrop" und "heterotop"; "dystrophisch" und "dystopisch"; "Metastase" und "Metatarsus".

Ein Verfahren der automatischen Schreibfehlerkorrektur wird insbesondere berücksichtigen müssen, daß nicht nur verschiedene Schreibweisen zu ähnlichen Zeichenreihen führen (wie "haemopoietisch" und "haemopoetisch"), sondern auch verschiedene Begriffe, wie etwa:
"Entropium" und "Ectropium";
"neurotisch" und "necrotisch";
"osteoblastisch" und "osteoclastisch";
"Mengen", "Meningen", "Meningeom", "Meningeum", "Meningiom" und "Meningicum".

Wichtig ist auch, daß für einen Begriff außer seiner Grundform auch alle gebeugten Formen im Lexikon

```
Anzahl  Länge

    5     1
   27     2
   77     3   *
  225     4   ***
  517     5   *******
  943     6   *************
 1266     7   *****************
 1728     8   ***********************
 2161     9   *******************************
 2752    10   **********************************************
 3304    11   *****************************************************
 3394    12   ******************************************************
 3274    13   *****************************************************
 2947    14   ***********************************************
 2452    15   *************************************
 2185    16   *******************************
 1718    17   ************************
 1334    18   *********************
  933    19   **************
  740    20   ***********
  578    21   ********
  443    22   ******
  301    23   ****
  205    24   ***
  149    25   **
  103    26   *
   67    27   *
   39    28
   30    29
   25    30
    8    31
   11    32
    8    33
    1    34
    1    35
    1    36
```

<u>Abbildung 3.1</u>: Verteilung der Wortlänge im AGK-Thesaurus

enthalten sind. Eine fehlerhafte Endung kann daher zu einer Zeichenreihe führen, die zu den Zeichenreihen mehrerer gebeugter Formen desselben Begriffes gleich ähnlich ist.

Für die Auswahl eines geeigneten Fehlerkorrekturverfahrens sind die geschilderten Eigenarten des AGK-
Thesaurus als zugrunde gelegtes Lexikon der korrekten Wörter zu beachten.

3.2   Angenommene Fehlerquellen

Um fehlerhafte Wörter zu korrigieren, sollte man die Fehlerquellen berücksichtigen. Kennt man die Arten
möglicher Fehler und ihre Häufigkeit, dann kann ein spezielles Verfahren entwickelt werden, das häufige
Fehler mit besonders geringem Aufwand oder mit hoher Sicherheit korrigiert.

Grundsätzlich kommen als Fehlerquellen in Frage: Übertragungsfehler bei technischen Einrichtungen,
Abschreibefehler, Hörfehler, Rechtschreibfehler und Schreibfehler.

In [2] wird auf eine Liste von fehlerhaften Wörtern zurückgegriffen, die einem (englischsprachigen)
Handbuch für Sekretärinnen entnommen wurden. Hier kommen als Fehlerquelle nur Rechtschreibfehler
in Betracht.

Bei den in [1] untersuchten fehlerhaften Wörtern sind sowohl Hör- als auch Rechtschreibfehler anzunehmen, die bei einem Diktat vorherrschen. Viele Autoren zitieren lediglich [4] , daß über 80% aller
fehlerhaften Wörter genau einen der in Abschnitt 2.9 erwähnten Elementarfehler enthalten. Man muß
aber berücksichtigen, daß in [4] aufgrund der dort geschilderten Fehlerquellen nur Übertragungsfehler
und Schreibfehler auftreten. Bei Hör- und Rechtschreibfehlern sind hingegen eher phonetische Fehler
zu erwarten. Dadurch beeinflussen weniger die Zeichen als die Phoneme die Ähnlichkeit zwischen dem
fehlerhaften und dem korrekten Wort. In [1] wird als Ergebnis einer Studie angegeben, daß sich 64,69%
der fehlerhaften Wörter als phonetisch korrekt und weitere 13,97% als phonetisch weitgehend korrekt
herausstellten.

Für die vorliegende Untersuchung kann keine der obigen Fehlerquellen grundsätzlich ausgeschlossen
werden, da verschiedene Arten der Erfassung medizinischer Texte berücksichtigt werden müssen. Doch
darf man annehmen, daß der Anteil der Hör- und Rechtschreibfehler, die zu phonetisch verfälschten
und damit von der korrekten Schreibweise wesentlich abweichenden Zeichenreihen führen, gegenüber
dem Anteil der Übertragungs-, Abschreibe- und Schreibfehler, die sich nur in einzelnen Zeichen bemerkbar machen, gering ausfällt. Maßgebend für diese Überlegung ist, daß wegen der bereits erwähnten
Schwierigkeit medizinischer Fachausdrücke weitgehend qualifiziertes Personal mit der Erfassung nach
Diktat betraut wird.

Deshalb soll ein Verfahren für die Korrektur von Wörtern bevorzugt werden, das im wesentlichen die oben
aufgeführten Fehlerarten aus [4] rückgängig machen kann, wobei Wörter mit genau einem Fehler dieser
Art besonders schnell korrigiert werden können, obwohl ihre Häufigkeit durch die Überlagerung verschiedener Fehlerquellen geringer als 80% sein kann.

Da dieses Verfahren also überwiegend Schreibfehler verbessert, wird im folgenden von "automatischer
Schreibfehlerkorrektur" gesprochen.

3.3 Untersuchung zu erwartender Fehlerarten

Um einen Hinweis auf Art und Häufigkeit von Fehlern in medizinischen Texten zu erhalten, wurden aus den 33.952 Wörtern des AGK-Thesaurus 1.000 Wörter zufällig ausgewählt und handschriftlich in Listen eingetragen. Diese Listen wurden von 7 Personen mit unterschiedlichen medizinischen Fachkenntnissen teilweise oder vollständig abgelocht. Dabei wurde zur Auflage gemacht, jedes Wort nur einmal laut zu lesen und keine Fehler nachträglich zu korrigieren. Dadurch waren außer technischen Übertragungsfehlern alle angenommenen Fehlerquellen gegeben. Von 2850 abgelochten Wörtern waren 688 Wörter, also etwa 24 % fehlerhaft. In der Praxis kann man natürlich keineswegs von einer so hohen Fehlerrate ausgehen, die hier absichtlich provoziert wurde, da nicht die Fehlerrate, sondern die Arten der vorkommenden Fehler und ihre relative Häufigkeit untersucht werden sollten.

Tabelle 3.2 enthält die Häufigkeiten der Fehlerarten für Wörter mit genau einem Fehler. Verglichen werden dabei die in [4] genannten Zahlen mit den Ergebnissen der eigenen Untersuchung, ferner entsprechende Angaben aus je einer Liste fehlerhafter Wörter eines Diagnosen Lexikons, das von der Medizinischen Klinik bzw. der Kinderklinik der Universität Münster für die Basisdokumentation verwendet wird. Da die beiden Lexika bereits mehrfach auf Fehler kontrolliert worden waren, war der Fehleranteil von je etwa 1 % äußerst gering. Es überrascht daher nicht, daß die Häufigkeit der Fehlerarten, bei denen auf Prozentangaben verzichtet wurde, stark voneinander abweichen. Dagegen ist es erstaunlich, wie sehr die Zahlen aus [4] mit den eigenen Ergebnissen übereinstimmen, obwohl die fehlerhaften Wörter aus verschiedenen Sprachen und Fachgebieten stammen und durch die angenommenen Fehlerquellen sicherlich verschieden stark beeinflußt wurden. Danach dominiert Verfälschen klar vor Weglassen und Einfügen eines Zeichens, wobei wiederum etwas häufiger ein Zeichen weggelassen als eingefügt wurde. Wesentlich geringer ist der Anteil der Vertauschungen benachbarter Zeichen, und selten kamen sonstige Vertauschungen vor, bei denen hier ausschließlich Zeichen beteiligt waren, die im korrekten und im fehlerhaften Wort höchstens durch ein weiteres Zeichen getrennt waren.

Tabelle 3.1 zeigt, daß in den ungewöhnlich langen Wörtern medizinischer Texte häufiger Mehrfachfehler in einem Wort zu erwarten sind. Bei Wörtern mit drei und mehr Fehlern waren diese fast immer augenscheinlich nicht nur durch Schreibfehler entstanden.

So wurde durch einen groben Lesefehler von der handschriftlichen Liste das Wort "Cnochenbaelcchen" als "Cnochenbadischer" abgeschrieben. Oft mußten die handschriftlichen Listen sequentiell durchgesehen werden, um ein Wort zu identifizieren, wie zum Beispiel "Hercieparet" als "Hercinfarct". Dabei ist zu beachten, daß die Ersetzung von "K" und "Z" durch "C" in vielen Fällen zu einem "Wortbild" führt, das dem Menschen fremd ist.

Der Anteil der nicht durch Schreibfehler entstandenen Wörter mit Mehrfachfehlern ist jedoch insgesamt so gering, daß von ihm in Übereinstimmung mit Abschnitt 3.2 das Korrekturverfahren nicht bestimmt werden sollte. Das wird von Tabelle 3.3 unterstrichen, in der die Häufigkeiten der Fehlerarten untereinander verglichen werden, wobei diesmal auch die Wörter mit Mehrfachfehlern berücksichtigt sind. Der Anteil der Weglassungen und Einfügungen ist gegenüber den Verfälschungen etwas gestiegen, während be-

Fehleranzahl Datenherkunft	1	2	3	4	5	6	>6	Summe
Medizinische Klinik	26	10	2	0	1	0	1	40
Kinderklinik	31	3	1	0	0	0	0	35
eigene Untersuchung	435 63,2%	174 25,3%	53 7,7%	20 2,9%	5 0,7%	1 0,2%	0 0,0%	688 100,0%
nach [4]	842 87,3%	mehr als 1 Fehler:				122 12,7%		964 100,0%

Tabelle 3.1: Häufigkeiten der Fehleranzahlen pro Wort

Fehlerart Datenherkunft	1 Zeichen falsch	1 Zeichen weggelassen	1 Zeichen eingefügt	2 benachbarte Zeichen vertauscht	sonstige Vertauschungen	Summe
nach [4]	567 67,3%	153 18,2%	99 11,8%	23 2,7%	nicht betrachtet	842 100,0%
eigene Untersuchung	248 57,0%	81 18,6%	66 15,2%	35 8,0%	5 1,2%	435 100,0%
Medizin. Klinik	18	4	4	0	0	26
Kinderklinik	5	16	6	4	0	31

Tabelle 3.2: Häufigkeiten der Fehlerarten in Wörtern mit 1 Fehler

Fehlerart	1 Zeichen falsch	1 Zeichen weggelassen	1 Zeichen eingefügt	2 benachbarte Zeichen vertauscht	sonstige Vertauschungen	Summe
Häufigkeit	574 54,5%	231 21,9%	183 17,4%	54 5,1%	11 1,1%	1053 100,0%

Tabelle 3.3: Häufigkeiten der Fehlerarten bei eigener Untersuchung

Wortlänge \ Fehleranzahl	0	1	2	3	4	5	6	Zellensumme der fehlerhaften Wörter	Zellensumme insgesamt	Anteil der fehlerhaften Wörter pro Zellensumme
< 4	11	0	0	0	0	0	0	0	11	0,0
4	8	1	1	0	0	0	0	2	10	20,0
5	33	0	1	0	0	0	0	1	34	2,9
6	61	11	3	0	0	0	0	14	75	18,7
7	96	4	2	0	0	0	0	6	102	5,9
8	113	20	6	0	1	0	0	27	140	19,3
9	160	28	7	1	1	0	0	37	197	18,8
10	182	29	11	4	1	0	0	45	227	19,8
11	231	35	9	3	0	1	0	48	279	17,2
12	228	58	22	2	1	0	0	83	311	26,7
13	207	47	15	5	3	0	0	70	277	25,3
14	182	37	13	4	3	1	0	58	240	24,2
15	133	36	14	3	1	0	0	54	187	28,9
16	111	27	13	5	2	0	0	47	158	29,8
17	109	26	9	6	3	1	0	45	154	29,2
18	93	20	13	3	0	0	0	36	129	27,9
19	42	7	5	1	1	0	0	14	56	25,0
20	48	15	7	3	0	0	0	25	73	34,3
21	29	13	9	5	0	0	0	27	56	48,2
22	23	3	3	4	2	0	0	12	35	34,3
23	26	3	5	0	1	1	0	10	36	27,8
24	11	4	0	0	0	0	0	4	15	26,7
25	5	2	1	1	0	0	1	5	10	50,0
26	6	5	2	3	0	0	0	10	16	62,5
27	7	2	0	0	0	0	0	2	9	22,2
28	0	0	0	0	0	0	0	0	0	---
29	1	2	0	0	0	0	0	2	3	66,7
30	6	0	3	0	0	1	0	4	10	40,0
Spaltensumme	2162	435	174	53	20	5	1	688	2850	24,1

Tabelle 3.4: Häufigkeiten der Fehleranzahlen pro Wortlänge bei eigener Untersuchung

nachbarte Vertauschungen, die überwiegend als Einzelfehler vorkommen, geringer ins Gewicht fallen. Auch in Tabelle 3.3 bedeutet "sonstige Vertauschungen", daß die betroffenen Zeichen nur durch höchstens ein weiteres Zeichen getrennt waren. Lediglich in 3 fehlerhaften Wörtern wäre die Erklärung einer Vertauschung noch weiter voneinander entfernter Zeichen möglich gewesen; doch waren andere Erklärungen aufgrund der Unterlagen wahrscheinlicher.

Tabelle 3.4 zeigt eine Aufschlüsselung der Fehleranzahlen nach Wortlängen. Diese Übersicht wird für die Wahl der Schranke M für die Distanz nützlich sein.

Es bestätigt sich die Vermutung, daß in längeren Wörtern häufiger Fehler gemacht werden, so daß es sinnvoll ist, bei den Wörtern des AGK-Thesaurus mehr als 1 Fehler pro Wort zu berücksichtigen (siehe Abschnitt 3.1).

Zum Schluß sei noch bemerkt, daß 48 Verfälschungen durch die ungewohnte "C"-Schreibweise aller Buchstaben "K" und "Z" verursacht wurden, so daß das Überwiegen der Fehlerart "1 Zeichen falsch" nicht allein darauf zurückgeführt werden kann.

3.4 Das HAMMING-Prinzip für die Auswahl der Kandidaten

Bei der automatischen Schreibfehlerkorrektur führt ein Fehler 1. Art zu falschen Daten, während ein Fehler 2. Art nur zusätzliche manuelle Arbeit zur Folge hat. Man wird daher ein Verfahren vorziehen, bei dem die Wahrscheinlichkeit für einen Fehler 1. Art geringer ist, solange nicht die Anzahl der unkorrigierbaren Zeichenreihen zugleich zu groß wird.

Überträgt man das HAMMING-Prinzip der Distanz-Definition auf die Auswahl der Kandidaten, so wird eine Zeichenreihe A als Korrektur der Zeichenreihe B bestimmt, wenn B nur aus A durch eine geringste Anzahl von Fehlern erklärt werden kann, d.h. wenn nur A zu B die geringste Distanz hat.

Gibt es mehr als eine Zeichenreihe A mit geringster Distanz zu B, dann wird nicht korrigiert.

Für Verfahren nach dem HAMMING-Prinzip gilt bei vollständigem und eindeutigem Lexikon, daß eine Zeichenreihe ohne Fehler stets durch sich selbst ersetzt wird.

Die Wahrscheinlichkeit eines Fehlers 1. Art setzt sich wie folgt zusammen:

Sei ℓ_{max} die maximale Länge aller Wörter eines Lexikons. Sei p_m die Wahrscheinlichkeit, daß m Fehler in einem Wort gemacht werden.

Sei α_n^m, $m = 1,2, ..., \ell_{max}$, $n = 0,1, ..., m-1$, die bedingte Wahrscheinlichkeit, daß es im Lexikon genau eine Zeichenreihe A_j mit $D(A_j,B) = n$ gibt und daß es keine Zeichenreihe A_k im Lexikon gibt mit $D(A_k,B) < n$, vorausgesetzt, ein Wort A_i des Lexikons mit $D(A_i,B) = m > n$ ist durch m Fehler verfälscht worden.

Dann ist die Wahrscheinlichkeit eines Fehlers 1. Art für ein Verfahren nach dem HAMMING-Prinzip:

$$\sum_{m=1}^{\ell_{max}} p_m \cdot \sum_{n=0}^{m-1} \alpha_n^m$$

Ebenso läßt sich die Wahrscheinlichkeit eines Fehlers 2. Art ableiten:

Sei β_n^m, m = 1,2, ..., ℓ_{max}, n = 1,2, ..., m, die bedingte Wahrscheinlichkeit, daß es im Lexikon mehr als eine Zeichenreihe A_j mit $D(A_j,B) = n$ gibt und daß es keine Zeichenreihe A_k mit $D(A_k,B) < n$ gibt, vorausgesetzt, ein Wort A_i des Lexikons mit $D(A_i,B) = m \geq n$ ist durch m Fehler verfälscht worden.

Dann ist die Wahrscheinlichkeit eines Fehlers 2. Art für ein Verfahren nach dem HAMMING-Prinzip:

$$\sum_{m=1}^{\ell_{max}} p_m \cdot \sum_{n=1}^{m} \beta_n^m$$

Bei vollständigem Lexikon hängen die Wahrscheinlichkeiten für einen Fehler 1. oder 2. Art von der "Dichte" des Lexikons, also der Ähnlichkeit der einzelnen Wörter untereinander, ab.

Verzichtet man auf Vollständigkeit, dann ist zwar die "Dichte" geringer, aber zu dem dadurch zunächst verminderten Anteil der Wahrscheinlichkeit für einen Fehler 1. Art addiert sich als weiterer Anteil die Wahrscheinlichkeit, daß das korrekte Wort im Lexikon nicht enthalten ist.

Bei dem hier behandelten Problem der Schreibfehlerkorrektur kann man davon ausgehen, daß die p_m für wachsendes m rasch gegen 0 gehen.

Aus der Untersuchung (siehe Abschnitt 3.3) ergeben sich (siehe Tabelle 3.1) als Schätzwerte für p_1 bis p_4:

$$p_1' = \frac{435}{2850} = 0{,}153 \; ; \quad p_2' = \frac{174}{2850} = 0{,}061 \; ; \quad p_3' = \frac{53}{2850} = 0{,}019; \quad p_4' = \frac{20}{2850} = 0{,}007.$$

Außerdem ergibt sich als Schätzwert für die Wahrscheinlichkeit p_0, daß kein Fehler gemacht wurde:

$$p_0' = \frac{2162}{2850} = 0{,}759.$$

Nach der Art, wie bei der Untersuchung Fehler provoziert wurden, ist anzunehmen, daß in Wirklichkeit gilt:

$$p_i \leq p_i' \; , \quad i = 1{,}2{,}3{,}4; \quad p_0 \geq p_0' \; .$$

Hängt die Korrektur nur von der zu korrigierenden Zeichenreihe (und nicht von ihrem Zustandekommen) ab, dann ist die Wahrscheinlichkeit für einen Fehler 1. Art bei einem Verfahren nach dem HAMMING-Prinzip genau dann kleiner als bei anderen Verfahren, wenn die p_m für wachsendes m monoton fallen.

Denn liefert ein Verfahren H nach dem HAMMING-Prinzip für eine Zeichenreihe B eine Korrektur A_H mit $D(A_H,B) = m$ und ein Verfahren $\bar{H}$, das nicht nach dem HAMMING-Prinzip arbeitet, eine Korrektur $A_{\bar{H}}$ mit $D(A_{\bar{H}},B) = m_1$ und ist $A_H \neq A_{\bar{H}}$, dann muß $m_1 > m$ sein. Für die Wahrscheinlichkeiten eines Fehlers 1. Art gilt dann:

$$1 - P_m < 1 - P_{m_1} \iff P_{m_1} < P_m$$

3.5 Brauchbarkeit der bekannten Verfahren für die automatische Schreibfehlerkorrektur

Es sollen nun die in den Abschnitten 2.4 bis 2.10 vorgestellten Verfahren auf ihre Brauchbarkeit für die automatische Schreibfehlerkorrektur in Texten untersucht werden.

Für den konsonantischen Vergleich (siehe Abschnitt 2.4) spricht, daß die Konsonanten einen wesentlichen Teil der Information einer Zeichenreihe enthalten [10]. Zusätzlich könnten die Zeichen "C", "K" und "Z" wie Vokale unberücksichtigt bleiben.

Zumindest die Wahrscheinlichkeit eines Fehlers 2. Art würde jedoch zu groß werden, da kein Fehler, der auch nur einen Konsonanten (außer "C", "K" und "Z") betrifft, korrigiert werden kann. Aber auch Fehler 1. Art sind möglich: So würde "Hirnturom" nicht durch "Hirntumor", sondern durch "Hirntrauma" korrigierbar sein.

Ebenso versagt der phonetische Vergleich (siehe Abschnitt 2.4), wenn es überwiegend um die Korrektur von Schreibfehlern geht [1].

Der Vergleich von Abkürzungen der fehlerhaften und der korrekten Zeichenreihe [2] hat nach [1] und [4] unbefriedigende Ergebnisse. In [4] wird diese Tatsache auf die Überbetonung eines korrekten Anfangs und Endes der fehlerhaften Zeichenreihe zurückgeführt. Die in Abschnitt 3.3 beschriebene Untersuchung ergab immerhin bei 688 fehlerhaften Wörtern 96 bzw. 99 Wörter, bei denen mindestens eines der ersten bzw. letzten beiden Zeichen betroffen war. Eine hinreichend kleine Wahrscheinlichkeit eines Fehlers 1. oder 2. Art ist jedenfalls nicht gewährleistet.

Beim prozentualen Vergleich (siehe Abschnitt 2.5) besteht zunächst ein Einwand gegen die Schranke M.
Es ist nämlich

$$M = \min(n,m) - n \cdot \frac{p}{100} = \begin{cases} n \cdot (1 - \frac{p}{100}), & \text{falls } n \leq m \\ n \cdot (1 - \frac{p}{100}) - (n - m), & \text{sonst} \end{cases},$$

und es ist nicht ersichtlich, warum die Schranke M für $n > m$ besonders klein sein soll. Sei zum Beispiel B = "Tränendrüsencarc" eine fehlerhafte Zeichenreihe. Dann ist für p = 70 und für A_1 = "Tränendrüsen"

$$H(A_1,B) = 4 < 14 \cdot \frac{30}{100} = 4{,}2 \ ,$$

für A_2 = "Tränendrüsencarcinom" jedoch $H(A_2,B) = 4 > 22 \cdot \frac{30}{100} - 4 = 2{,}6$.

Für A_1 überschreitet H also die Schranke M = 4,2 nicht; für A_2 ergibt sich eine Distanz, die größer als die Schranke M = 2,6 ist. B wird also durch A_1 korrigiert.

Man würde aber eine Erklärung für B eher darin suchen, daß die Zeichenreihe A_2 am Ende verstümmelt wurde, als daß A_1 zufällig gerade um die Zeichen "carc" verlängert wurde, die immerhin ein halbes sinnvolles Wort ergeben.

Diese Überlegung berücksichtigt der Verbesserungsvorschlag M := max(n,m) $\cdot (1 - \frac{p}{100})$.

Für p = 80 ergibt sich für obige Zeichenreihen dann:

$$H(A_1,B) = 4 > 18 \cdot \frac{20}{100} = 3{,}6 \quad \text{und}$$

$$H(A_2,B) = 4 < 22 \cdot \frac{20}{100} = 4{,}4 \ , \text{und B wird durch } A_2 \text{ korrigiert.}$$

Weil Verfälschungen bei den Fehlerarten überwiegen, lassen sich mit der einfachen HAMMING-Distanz aufgrund des prozentualen Vergleichs relativ viele Wörter verbessern. So ergab die Untersuchung in Abschnitt 3.3, daß von den 688 fehlerhaften Wörtern 313 lediglich Verfälschungen von bis zu vier Zeichen enthielten.

Da sich die anderen häufigen Fehlerarten "Einfügen" und "Weglassen" eines Zeichens aber in Abhängigkeit von der Position in der Zeichenreihe mehr oder minder stark auf die HAMMING-Distanz auswirken, kann der prozentuale Vergleich den strengen Maßstäben bei der Korrektur von medizinischen Texten nicht genügen. Bestenfalls wird die Wahrscheinlichkeit eines Fehlers 2. Art zu groß bleiben.

Bei Verfahren, die sich allein auf die Mengen-Distanzen (siehe Abschnitt 2.6) stützen, ist die Wahrscheinlichkeit eines Fehlers 1. Art zu groß.

So ist für B = "Erostatasarcom" und A_1 = "Macromastie" $\mu(A_1,B) = 1$, während für A_2 = "Prostatasarcom" $\mu(A_2,B) = 2$ gilt. Geeignete Wahl einer Schranke M bringt offenbar keine Abhilfe, aber auch nicht eine rigorose Bedingung für die maximal zulässige Längendifferenz, wie folgendes Beispiel zeigt:

B = "Cehlcopflarcom", A_1 = "Macrocephalie", A_2 = "Cehlcopfsarcom".

$$\mu(A_1,B) = 1, \ \mu(A_2,B) = 2, \ \left| \ell_{A_1} - \ell_B \right| = 1 \ .$$

Sogar für μ^* lassen sich Beispiele finden, bei denen auch M = 0 einen Fehler 1. Art nicht verhindern kann:

B = "Macroglosie", A_1 = "Gliosarcome", A_2 = "Macroglossie".

$$\mu^*(A_1,B) = 0, \ \mu^*(A_2,B) = 1 \ .$$

Das in [7] beschriebene Verfahren (siehe Abschnitt 2.6), das im wesentlichen von μ^* ausgeht, enthält deshalb die zusätzlichen Bedingungen der Vorauswahl und der Auswahl der Kandidaten. Dabei ist μ^* nur noch eine Distanz für die Vorauswahl, während die eigentliche Distanz mit der Bedingung $\ell_{B-A} \leq 2$ die sichere Auswahl der Kandidaten gewährleisten soll. Andererseits hat diese Bedingung aber den

Effekt, daß außer einzelnen Fehlern "Verfälschen", "Weglassen", "Einfügen" und "Vertauschen benachbarter Zeichen" bestimmte benachbarte Zweier-Kombinationen dieser Fehlerarten korrigierbar sind.

Tabelle 3.5 zeigt die berücksichtigten Kombinationen und deren Häufigkeit bei der in Abschnitt 3.3 beschriebenen Untersuchung. Man sieht, daß die Auswahl nicht nach der zu erwartenden Häufigkeit der Kombinationen getroffen wurde, obwohl die angegebenen Zahlen keinen Anspruch auf Allgemeingültigkeit erheben können.

Bedenklich ist auch die Bedingung $A(1{:}2) = B(1{:}2)$ bei der Vorauswahl, da, wie bereits erwähnt, in 96 der 688 fehlerhaften Wörter mindestens eines der ersten beiden Zeichen betroffen war.

Ferner ist jedes verfälschte Wort nicht korrigierbar, in dem – etwa durch die Verfälschung – ein Buchstabe häufiger vorkommt, als maximal vorgesehen ist. Für "Q" ist zum Beispiel nur 1 Bit festgelegt, da "Q" in 279 Wörtern und zwar nur einmal vorkommt. Resultiert eine Verfälschung bei einem dieser Wörter in einem weiteren "Q", kann die für den Vergleich notwendige Bitmaske nicht mehr generiert werden.

Daß eine Korrektur unterbleibt, wenn sich mehr als ein Kandidat qualifiziert, ist im Interesse der Sicherheit zu begrüßen.

Fehlerkombinationen	U/U	U/W	U/E	U/V	W/W	W/V	E/E	E/V	V/V	Summe
Anzahl	32	31	26	0	10	1	10	4	2	116
in [7] berücksichtigt	nein	ja	ja	nein	nein	ja	nein	nein	nein	

Tabelle 3.5: Häufigkeit von Kombinationen je zweier benachbarter Fehler und Vermerk, ob sie durch das Verfahren aus [7] korrigierbar sind (siehe Abschnitt 3.3)

U = Verfälschen eines Zeichens

W = Weglassen eines Zeichens

E = Einfügen eines Zeichens

V = Vertauschen zweier benachbarter Zeichen

Die korrigierten Mengen-Distanzen μ_p und μ_p^* (siehe Abschnitt 2.7) sollen die Nachteile von μ bzw. μ^* beseitigen. Mit gegebenem $r \in \mathbf{R}, r > 0$, fällt die Bewertung μ_p^* für die verschiedenen Fehlerarten recht unterschiedlich aus:

Einfügen eines Zeichens: $1 + r \cdot \ell$, $\ell \in \{0, ..., \ell_A\}$

Weglassen eines Zeichens: $1 + r \cdot \ell$, $\ell \in \{0, ..., \ell_A - 1\}$

Vertauschen zweier benachbarter Zeichen: $r \cdot 2$

Verfälschen eines Zeichens: 2

Im obigen Beispiel ist für B = "Macroglosie", A_1 = "Gliosarcome" und A_2 = "Macroglossie":

$$\mu_p^*(A_1,B) = r \cdot 43, \quad \mu_p^*(A_2,B) = 1 + r \cdot 2 .$$

r darf nicht zu klein gewählt werden, damit die korrigierten Mengendistanzen wirklich eine Verbesserung darstellen. Ausgehend von der Bewertung für "Einfügen" und "Weglassen" sollte der Faktor $r \cdot \ell$ durchschnittlich den Wert 1 haben. Nimmt man für ℓ die halbe durchschnittliche Wortlänge an, die im AGK-Thesaurus 13,05 beträgt, wäre r etwa als 1/6 zu wählen.

Die Tauglichkeit der korrigierten Mengendistanzen kann nur an ihrer Wirkung auf Stichproben von Korrekturversuchen geprüft werden.

Das HAMMING-Prinzip ist für die Auswahl der Kandidaten nicht erfüllt:

Für B = "Tubee", A_1 = "Tuben" und A_2 = "Truebe" ergibt sich:
$$\mu_p^*(A_1,B) = 2, \ \mu_p^*(A_2,B) = 1 + r \cdot 3 = 1,5 \text{ für } r = 1/6.$$

Einen Kompromiß zwischen den Nachteilen der Mengen-Distanz μ^* und der HAMMING-Distanz stellt die ℓ-Distanz (siehe Abschnitt 2.7) dar. Die starke Abhängigkeit der HAMMING-Distanz von einzelnen Einfügungen und Weglassungen wird durch die Einteilung der Zeichenreihen in Intervalle der Länge ℓ , für die die μ^*-Distanz berechnet wird, gemildert. Je größer diese Intervalle gewählt werden, desto geringer wird der Einfluß von Einfügungen und Weglassungen auf die Distanz, ohne allerdings vergleichbar klein wie bei Verfälschungen zu werden; desto seltener beeinflussen aber auch Vertauschungen die Distanz, da sie sich nur bemerkbar machen, wenn sie Zeichen in verschiedenen Intervallen betreffen. Gerade bei den häufigsten Vertauschungen, nämlich denen benachbarter Zeichen, wiegt dieser Nachteil von μ^* am schwersten. Auch hier kann nur im Einzelfall die günstigste Intervallänge durch Anwendung auf Stichproben festgestellt werden.

Eine sinnvolle Schranke M für die ℓ-Distanz zur Begrenzung der Wahrscheinlichkeit eines Fehlers 1. Art läßt sich nicht bestimmen, da die Distanz bei der einzelnen Zeichenreihe stark von den Zeichen unmittelbar vor und hinter den Intervallgrenzen abhängt.

Sei zum Beispiel M = 2, B = "Megloblasten", $\ell = 3$,
A_1 = "Megaloblasten", A_2 = "Myeloblasten", A_3 = "Fibroblasten", A_4 = "Osteoblasten".
Dann ist $D_\ell (A_1,B) = 8, \ D_\ell (A_2, B) = 2, \ D_\ell (A_3, B) = 8, \ D_\ell (A_4,B) = 8$.

B wird danach durch den einzigen Kandidaten A_2 korrigiert, obwohl B wahrscheinlicher durch Weglassen eines "a" aus A_1 entstanden ist.

Ebenso wie die ℓ-Distanz ist auch die A-Distanz (siehe Abschnitt 2.8) bei medizinischen Texten nicht verwendbar. Entweder man wählt eine Schranke M für die Distanz, die eine Zeichenreihe nur dann als Kandidat für die Korrektur zuläßt, wenn beide Zeichenreihen bis auf wenige Zeichen am Ende übereinstimmen, und erhält damit bestenfalls eine zu hohe Wahrscheinlichkeit für einen Fehler 2. Art, oder M läßt häufiger Kandidaten zu, wodurch die Wahrscheinlichkeit eines Fehlers 1. Art steigt.

Auch der Teilantwortvergleich (siehe Abschnitt 2.8) kann den notwendigen hohen Anforderungen nicht genügen, da er gegenüber Einfügungen unempfindlich ist, die aber in medizinischen Texten zu wesentlich anderen Begriffen führen können.

Das Verfahren aus [14] (siehe Abschnitt 2.8) ist auf die Identifizierung von Schlüsselwörtern zugeschnitten und geht daher von dem Ähnlichkeitsprinzip der "maximalen Überdeckung" aus.

Gegen dieses Prinzip bestehen zwei Einwände:

- für eine gegebene Zeichenreihe B nimmt die Wahrscheinlichkeit, daß eine andere Zeichenreihe A eine geringe Distanz zu diesem B hat, mit der Länge von A zu,

- eine Teilzeichenreihe aus A kann mehrere Teilzeichenreihen in B überdecken und so die
  Distanz unverhältnismäßig verringern.

Das Wort "Ösophagus" sei zu B = "Ösophagos" verfälscht worden. Dann folgt für
A_1 = "Ösophagoscopie" und A_2 = "Ösophagospasmus"
$D(A_1,B) = 0$ und $D(A_2,B) = 0$.

In [14] wird aber erwähnt, daß der Distanzbestimmung ein anderes spezielles Verfahren vorgeschaltet
wird, das Einzelfehler korrigieren kann. Im wesentlichen wird dabei die Koinzidenzmatrix auf die typi-
schen Muster der Fehler "Verfälschen eines Zeichens", "Weglassen eines Zeichens", "Einfügen eines
Zeichens" und "Vertauschen zweier benachbarter Zeichen" überprüft. Damit könnte der Fehler 1. Art
im obigen Beispiel vermieden werden.

Für eine automatische Fehlerkorrektur wird in [14] zusätzlich eine Längenbedingung vorgeschlagen,
die den ersten der beiden erhobenen Einwände berücksichtigt. Ebenso werden damit krasse Fälle vermieden, die den zweiten Einwand untermauern:
A_1 = "arterioarteriolosclerotisch" sei das richtige Wort, das zu B = "arterioarteriosclerotisch" verfälscht
wurde. Dann ist

$$D(A_1,B) = 1 - \frac{1}{2}(\frac{14}{25} + 1) = 0,22.$$

A_2 = "arteriosclerotisch" ergibt aber

$$D(A_2,B) = 1 - \frac{1}{2}(\frac{18}{25} + 1) = 0,14.$$

Auch die Längenbedingung löst das Problem nicht ganz: Es sei eine maximale Längendifferenz von 2
zugelassen.

A_1 = "intralobaer" wurde zu B = "intralobuer" verfälscht. Dann ist

$$D(A_1,B) = 1 - \frac{1}{2}(\frac{9}{11} + \frac{10}{11}) = \frac{2}{11}.$$

A_2 = "intralobulaer", von dem aus B durch Weglassen zweier Zeichen entstanden sein müßte, liefert:

$$D(A_2,B) = 1 - \frac{1}{2}(\frac{9}{11} + 1) = \frac{1}{11}.$$

Es sei eine maximale Längendifferenz von 1 zugelassen. A_1 = "Metastase" wurde durch Verfälschen zweier Zeichen zu B = "Metaptass". Dann ist

$$D(A_1,B) = 1 - \frac{1}{2}(\frac{4}{9} + \frac{7}{9}) = \frac{7}{18}.$$

A_2 = "Metaplasie", aus dem B durch Verfälschen zweier Zeichen und Einfügen eines weiteren Zeichens entstanden sein könnte, liefert:

$$D(A_2,B) = 1 - \frac{1}{2}(\frac{5}{9} + \frac{7}{9}) = \frac{6}{18}.$$

Da Art und Position der Fehler sich verschieden auf die Distanz auswirken, ist keine Schranke M angebbar, die das HAMMING-Prinzip gewährleistet.

Verfahren wie die in [1] geprüften, die auf der Auswertung der Koinzidenz-Matrix beruhen, haben die unterschiedlichsten Definitionen für die verwendete Distanz, die Ergebnis heuristischer Überlegungen sind. Die Güte dieser Verfahren kann nur an Stichproben fehlerhafter Zeichenreihen getestet werden. Alle diese Verfahren, zu denen auch die korrigierten Mengen-Distanzen gerechnet werden können, sind nicht in erster Linie für die Korrektur bekannter Fehlerarten aufgrund vorgegebener Fehlerquellen gedacht. Ein bekanntes Beispiel ist die durch die längste gemeinsame Zeichenfolge S der Zeichenreihen A und B definierte Distanz (siehe Abschnitt 2.8). Wenn man von bekannten Fehlerarten "Einfügen", "Weglassen" und "Verfälschen" ausgeht, hat diese Distanz den Nachteil, Einfügungen und Weglassungen an beliebigen Positionen paarweise als jeweils eine Verfälschung zu werten.

Sei zum Beispiel B = "Ovillacabscess". Man ist geneigt, aufgrund der angenommenen Fehlerarten zu erklären, daß B durch Verfälschen dreier Zeichen aus A_1 = "Ovarialabscess" entstanden ist. Es ist ℓ_S = 11 und damit $D(A_1,B) = \frac{3}{14}$.

Für A_2 = "Illacalabscess" ist aber $D(A_2,B) = \frac{2}{14}$, obwohl A_1 als Korrektur plausibler ist als A_2.

Man kann für alle bisher diskutierten Verfahren zusammenfassend sagen, daß sie nicht für die automatische Schreibfehlerkorrektur von Texten herangezogen werden sollten, da sie von ihrer Konzeption her nicht speziell auf die Korrektur von Schreibfehlern ausgerichtet sind. Kennzeichnend ist, daß sie das HAMMING-Prinzip für die Auswahl der Kandidaten nicht erfüllen.

Geeigneter scheinen Verfahren, die auf der Feststellung bestimmter Fehlerarten in der Zeichenreihe B beruhen.

Das einfachste Beispiel ist die verbesserte A-Distanz (siehe Abschnitt 2.9). Sie könnte aber nur mit ausreichender Zuverlässigkeit für die Korrektur von Zeichenreihen herangezogen werden, in denen genau einer der berücksichtigten Elementarfehler vorkommt.

Etwas leistungsfähiger, aber mit aufwendiger Vorauswahl, ist das Verfahren aus [4] (siehe Abschnitt 2.9). Da der erste Kandidat ohne weitere Suche für die Korrektur benutzt wird, ist ein Fehler 1. Art möglich, der in 30 von 964 Fällen eintrat [4]. Die in [1] genannten wesentlich schlechteren Ergebnisse – 471 von 1039 Korrekturversuchen gescheitert – lassen sich wohl dadurch erklären, daß in entsprechend vielen Wörtern mehr als ein Fehler vorkam.

Wesentlich weiter führt der elastische Vergleich (siehe Abschnitt 2.9), der eine beliebige vorgegebene Anzahl n von Elementarfehlern in der Zeichenreihe B zuläßt. Ein entscheidender Nachteil ist allerdings die zusätzliche Bedingung, daß je zwei Fehlerpositionen in einer Zeichenreihe durch eine festgelegte Anzahl d (d > 0) von Zeichen getrennt sein müssen.

Die Untersuchung in Abschnitt 3.3 ergab, daß von den 688 fehlerhaften Wörtern 132 Wörter insgesamt 162 benachbarte Fehler enthielten.

Zudem wird in [6] ausdrücklich erwähnt, daß der vorgeschriebene Fehlerabstand d ursprünglich durch die minimale Wortlänge von Zeichenreihen mit nur einem Elementarfehler motiviert wurde. Weiter wird eingeräumt, daß es Paare von Zeichenreihen A und B geben kann, von denen in B die gleiche Anzahl von Fehlern an verschiedenen Positionen angenommen werden kann, so daß A und B durch die von dem Verfahren bevorzugte Interpretation als nicht (d)-identifizierbar gelten, weil der Mindestabstand nicht gegeben ist, während das bei einer anderen zulässigen Interpretation der Fall wäre.

Das in [5] angeführte Beispiel beweist die Notwendigkeit eines Abstandes d nicht. Es wird argumentiert, ohne einen minimalen Fehlerabstand wären sogar die beiden korrekten Zeichenreihen "Amerika" und "Afrika" identifizierbar, wenn man benachbarte Elementarfehler "Verfälschen" und "Einfügen" bzw. "Weglassen" zuläßt. Jedoch würde die Zeichenreihe "Aferika" auch unter der Annahme eines einzigen Elementarfehlers sowohl mit "Amerika" als auch mit "Afrika" identifizierbar sein, da die leichte Identifizierbarkeit aus der Kürze der beteiligten Zeichenreihen resultiert.

Um den elastischen Vergleich überhaupt für eine Korrektur einsetzen zu können, müssen außerdem eine gute Vorauswahl und Regeln für die Auswahl der Kandidaten definiert sein. Diese werden in [6] nicht behandelt, da sie für eine Antwortanalyse beim computer-unterstützten Unterricht nicht notwendig scheinen.

Man könnte jedoch eine Kombination des Verfahrens aus [7] (siehe Abschnitt 2.6) mit dem elastischen Vergleich vorschlagen.

Sei n die Anzahl der zulässigen Elementarfehler in einem Wort. Dann könnten die Bedingungen der Vorauswahl lauten:

a) $\left| \ell_A - \ell_B \right| \leq n$

b) $\mu^*(A,B) \leq 2 \cdot n$

In der (d)-Identifizierbarkeit (siehe Abschnitt 2.9) würden die Bedingungen für den Abstand d weggelassen. Als Distanz definiere man die geringste Anzahl m von Fehlern, die für die Identifizierbarkeit benötigt wird; bei Nicht-Identifizierbarkeit oder bei m > n sei die Distanz n + 1.

Kandidaten für die Korrektur seien alle Zeichenreihen A, deren Distanz eine Schranke M ≤ n nicht überschreitet. Wenn ein Kandidat eine kleinere Distanz hat als alle anderen, kann er automatisch als Korrektur erklärt werden; sonst kann die Liste aller Kandidaten mit ihrer Distanz zur Auswahl präsentiert werden.

Durch den Verzicht auf die Vorschrift über den Mindestabstand d zweier Fehler ist das oben geschilderte Problem der in Einzelfällen zufälligen Entscheidung auf (d)-Identifizierbarkeit gelöst.

Bedenken bleiben bei diesem Verbesserungsvorschlag nur noch bezüglich des Aufwandes. Es muß nach [7] eine spezielle Datei aller korrekten Wörter erstellt werden, die völlig neu organisiert werden muß, wenn ein neues Wort hinzukommt, in dem ein bestimmter Buchstabe häufiger vorkommt, als in den dafür vorgesehenen Bits darstellbar ist. Ferner muß in der rekursiven Definition der Identifizierbarkeit jede Interpretationsmöglichkeit über Art und Anzahl der Elementarfehler in der Zeichenreihe B verfolgt werden, um die Distanz zu bestimmen. Dennoch muß dieses Verfahren im Widerspruch zu den Behauptungen in [6] trotz des Verzichts auf den minimalen Fehlerabstand d keineswegs Fähigkeiten zur Mustererkennung haben und erfordert nicht die Identifizierung auf syntaktischer Basis.

In der Vorschrift für die Berechnung der Distanz und in der Regel für die Auswahl der Kandidaten wird das HAMMING-Prinzip beachtet, so daß die Wahrscheinlichkeit für einen Fehler 1. Art gering ist.

Die Distanz aus [15] beruht auf einem wohldurchdachten Konzept. Doch fehlt ein Algorithmus für die Berechnung. Obwohl die Anzahl der zu berücksichtigenden Elementarfehler für ein Paar von Zeichenreihen A und B durch $\max(\ell_A, \ell_B)$ beschränkt ist, ist eine vom Aufwand her nicht zu vertretende Anzahl von Folgen von Operatoren zu bewerten und zu vergleichen, die alle das Entstandensein von B aus A erklären würden. Theoretisch müßten nämlich auch die Operatoren E_i^α und U_i^α solcher α in diesen Folgen Verwendung finden, die nicht in B vorkommen.

Ein brauchbares Verfahren für die automatische Schreibfehlerkorrektur liefert der in Abschnitt 2.10 beschriebene Algorithmus aus [9] für die Berechnung einer Distanz. Die genannte Voraussetzung $2d \geq e+w$ für die Bewertung von Vertauschungen benachbarter Zeichen, Einfügungen und Weglassungen steht nicht im Widerspruch zum HAMMING-Prinzip.

Weniger einsichtig ist die Tatsache, daß Vertauschen nicht-benachbarter Zeichen durch wiederholtes Vertauschen benachbarter Zeichen erklärt und durch die Anzahl der dadurch verursachten Knoten bewertet wird. Ein Beispiel aus der in Abschnitt 3.3 beschriebenen Untersuchung demonstriert einen daraus resultierenden Nachteil der Distanz:

Eine der fehlerhaften 688 Zeichenreihen aus dieser Untersuchung lautet:

B = "Gallenblasenademonyomatose".

Die wahrscheinlichste Erklärung für diese Verfälschung ist ein Vertauschen der unterstrichenen Zeichen. Das entspricht der Spur

$$T_1 = \{(1,1), ..., (15,15), (16,18), (17,17), (18,16), (19,19), ..., (26,26)\} \quad \text{mit } K(T_1,A,B) = 3 \cdot d.$$

Mögliche andere Spuren sind zum Beispiel aber auch

$$T_2 = \{(1,1), ..., (15,15), (16,16), (17,17), (18,18), (19,19), ..., (26,26)\} \quad \text{mit } K(T_2, A,B) = 2 \cdot u \text{ und}$$

$$T_3 = \{(1,1), ..., (15,15), (16,18), (17,0), (0,17), (18,16), (19,19), ..., (26,26)\} \quad \text{mit } K(T_3,A,B) = d+e+w.$$

T_2 deutet "m" bzw. "n" als Verfälschungen von "n" bzw. "m", ohne die spezielle Konstellation der betroffenen Zeichen für die Distanz zu honorieren.

T_3 sieht zwar "n" und "m" als vertauscht an, benötigt aber für das dazwischenliegende Zeichen "o" die

Erklärung, daß es zunächst weggelassen und dann wieder eingefügt wurde, was in den Kosten als zwei Fehler hinzukommt.

Als maßgeblich für die Distanz müßte allein die Spur T_1 gelten, deren Bewertung wegen der Voraussetzung $2d \geq e+w$ und damit $3d \geq d+e+w$ aber nur im besten Fall nicht größer ist als die Kosten von T_3. Da der Algorithmus aus [9] einen vergleichsweise großen Rechenaufwand erfordert, um die Distanz zweier Zeichenreihen A und B zu bestimmen, ist eine wirksame Vorauswahl erforderlich. Diese Fragestellung wird in [9] aber nicht behandelt.

Geeignete Regeln für die Auswahl der Kandidaten wären für die Distanz aufgrund der Beachtung des HAMMING-Prinzips leicht formulierbar.

3.6 Folgerungen für das eigene Verfahren

Eine automatische Schreibfehlerkorrektur medizinischer Texte erfordert eine besonders kleine Wahrscheinlichkeit eines Fehlers 1. Art (siehe Abschnitt 3.4). Das HAMMING-Prinzip sollte für die Berechnung der Distanz und die Auswahl der Kandidaten gelten.

Die Untersuchung in Abschnitt 3.3 hat gezeigt, daß bei den angenommenen Fehlerquellen aus Abschnitt 3.2 im wesentlichen die aus der Literatur bekannten und in Abschnitt 2.10 aufgeführten Elementarfehler zu berücksichtigen sind, wenn man die Wörter des AGK-Thesaurus (siehe Abschnitt 3.1) als für medizinische Texte typisch zugrunde legt.

- In Übereinstimmung mit [15] soll das Vertauschen zweier Zeichen, zwischen denen sich noch ein weiteres Zeichen befindet, im Gegensatz zu [9] als ein Elementarfehler angesehen werden, so daß bei dem im vorigen Abschnitt genannten Beispiel die Kosten für die Spur T_1 die Distanz liefern. Die Bewertung in [15] ergibt:

$$T_1 : b(W_{16,18}) = \frac{3}{2}$$

$$T_2 : b(U^{"m"}_{16}) + b(U^{"n"}_{18}) = 1 + 1 = 2$$

$$T_3 : b(E^{"o"}_{17}) + b(V_{16,17}) + b(W_{17}) = 1 + 1 + 1 = 3$$

Vertauschungen, die sich überschneiden, oder Vertauschungen von Zeichen, die mehr als 2 Positionen voneinander entfernt sind, konnten bei der Untersuchung in Abschnitt 3.3 nicht nachgewiesen werden und werden deshalb kostenmäßig benachteiligt.

Bei dem vorzusehenden Umfang des Lexikons der korrekten Wörter, mit denen die Zeichenreihe B verglichen wird, ist besonders auf eine leistungsfähige Vorauswahl Wert zu legen.

4 METHODE DER DISTANZBERECHNUNG

4.1 Definition der Spuren zwischen zwei Zeichenreihen

Jede den Zeichenreihen A und B zugeschriebene "Ähnlichkeit" wird ausgedrückt durch eine Menge von Einzelaussagen, die beinhalten, welche Zeichen von A und B sich entsprechen sollen.

$$\text{Sei } I_A := \{1,2, \dots, \ell_A\}, I_A^o := I_A + \{0\};$$
$$I_B := \{1,2, \dots, \ell_B\}, I_B^o := I_B + \{0\}.$$

Dann soll ein Indexpaar (i,j) bedeuten:

"das i-te Zeichen von A entspricht dem j-ten Zeichen von B" $(i \in I_A, j \in I_B)$

Als Sonderfälle sind zugelassen:

$(i,0)$: "dem i-ten Zeichen von A entspricht <u>kein</u> Zeichen von B"

$(0,j)$: "dem j-ten Zeichen von B entspricht <u>kein</u> Zeichen von A"

Kein Zeichen von A soll mehreren Zeichen von B entsprechen, und kein Zeichen von B soll mehreren Zeichen von A entsprechen.

Graphisch ließe sich die Zuordnung so darstellen:

A: R I E S E N C E L L E

B: R E I L S C N E D L E S

Die die Ähnlichkeit von A und B beschreibende Menge von Einzelaussagen ist also darstellbar durch eine Menge $S \subset I_A^o \times I_B^o$ von Indexpaaren, für die gilt:

$$\text{Sei } S_1 := \{(i,j) \mid (i,j) \in S, \; i,j \neq 0\};$$
$$I_1 := \{i \mid (i,j) \in S_1\}, \; I_2 := \{j \mid (i,j) \in S_1\}.$$

Dann gibt es eine bijektive Abbildung zwischen I_1 und I_2. S_1 heißt deshalb **bijektiver Kern** von S.

Alle Verfahren zur Bestimmung der Distanz zwischen A und B unterscheiden sich dann nur noch durch drei Kriterien:

(1) einschränkende Definitionen für Elemente aus S

(2) Bewertung der Elemente aus S

(3) Zusammenfassen dieser Bewertungen zur Distanz

<u>Definition</u>

Seien $u=(u_1,u_2)$ und $v=(v_1,v_2)$ Elemente aus S.

u bildet mit v einen **Knoten** $:\Longleftrightarrow$ $u_1 < v_1, u_2 > v_2.$

<u>Definition</u>

Sei $S \subset I_A^o \times I_B^o$, $(A,B) \neq (\Lambda,\Lambda)$.

S heißt eine **Spur** von A nach B $:\Longleftrightarrow$

(1) $S = S_1 + (I_A - I_1) \times \{0\} + \{0\} \times (I_B - I_2)$

(2) für alle (x_1,x_2), $(y_1,y_2) \in S_1$ gilt: $x_1 = y_1 \iff x_2 = y_2$

(3) es gibt zwei disjunkte Teilmengen $U, V \subset S_1$ mit:

   a) $U = \{ u^i = (u_1^i, u_2^i) \mid i=1,2,...,n \}$,

      $V = \{ v^i = (v_1^i, v_2^i) \mid i=1,2,...,n \}$, $n \geq 0$

   b) für alle i gilt: $u_1^i < v_1^i$, $u_2^i > v_2^i$

   c) $\hat{S} := S - (U+V) + \{ (u_1^i, v_2^i), (v_1^i, u_2^i) \mid u^i \in U, v^i \in V, i=1,2,...,n \}$
     ist eine knotenfreie Menge von Indexpaaren.

$S_1^* := U+V$ heißt **Knotenkern** einer Spur S.

Ist $S_1^* = \emptyset$, dann nennt man S eine **einfache Spur**.

Die folgenden Betrachtungen von Ähnlichkeiten zwischen Zeichenreihen A und B aus Z gehen nur von solchen Indexpaarmengen S aus, die der Definition einer Spur, im Spezialfall auch einer einfachen Spur, genügen. Die Definition der Spur faßt in Form von Indexpaaren zusammen, wie die Gesamtheit der Zeichen der Zeichenreihe B aus den Zeichen der Zeichenreihe A entstanden ist. Der Übergang von A nach B soll dabei simultan für alle Zeichen möglich sein, so daß insbesondere kein Zeichen an mehr als einer Vertauschung beteiligt ist.

Eine Spur zwischen zwei Zeichenreihen kann man graphisch durch Verbindungslinien sich entsprechender Zeichen darstellen:

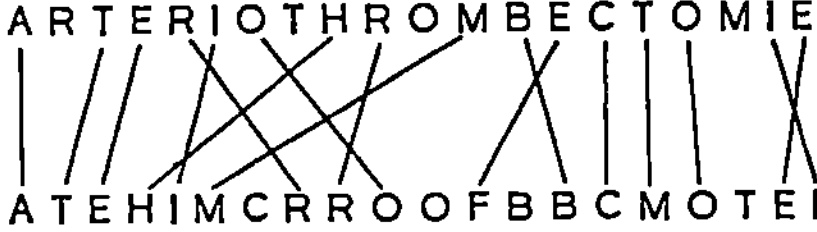

Jede Spur ist nur <u>eine</u> von vielen möglichen Erklärungen, wie B aus A entstanden ist. Die Eigenschaft (3) der Definition einer Spur besagt, daß in obiger Darstellung das System sich kreuzender Verbindungen nicht beliebig gewählt werden kann. Es muß so beschaffen sein, daß eine bestimmte Teilmenge sich überschneidender Verbindungslinien paarweise die Endpunkte in der unteren Zeichenreihe so vertauschen kann, daß sich keine Schnittpunkte mehr ergeben. In obigem Beispiel würde die entsprechende einfache Spur so aussehen:

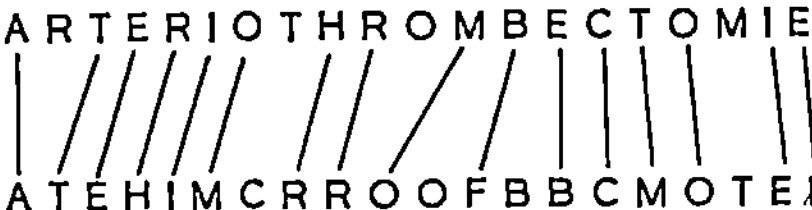

Man beachte, daß auch Verbindungslinien in S, die sich kreuzen, nicht notwendig gleiche Zeichen verbinden. Folgendes System von Verbindungslinien stellt keine Spur dar:

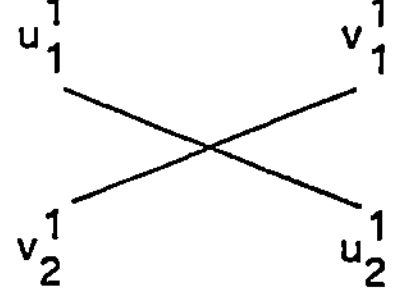

Jede paarweise Vertauschung von Endpunkten sich kreuzender Linien resultiert bei diesem Beispiel in mindestens einem neuen Schnittpunkt.

(S1) Satz

(1) Es gibt mindestens eine, höchstens aber endlich viele Spuren von A nach B.

(2) Für jede Spur von A nach B sind die Untermengen U und V und damit der Knotenkern eindeutig bestimmt.

Beweis

(1) Sei $S_0 := I_A \times \{0\} + \{0\} \times I_B$.

Dann ist S_0 eine (einfache) Spur von A nach B.

Zu jeder Spur S von A nach B kann man $S - \{0\} \times (I_B - I_2)$ als Abbildung der endlichen Menge I_A in die endliche Menge I_B^0 auffassen. Da die Anzahl dieser Abbildungen endlich ist, ist auch die Anzahl der Spuren endlich.

(2) o.B.d.A sei $S_1^* \neq \emptyset$.

Seien $I_1' = \{I_1, I_2, ..., I_\ell\}$ und $I_2' = \{J_1, J_2, ..., J_\ell\}$ die geordneten Mengen I_1 und I_2.
Dann ist die bijektive Abbildung β von I_1' auf I_2' mit $\beta(I_r) := J_r (r=1,2, ...,\ell)$ die einzige ordnungserhaltende Abbildung, d.h.

$$\hat{S} = S - S_1^* + \{ (u_1^i, v_2^i),(v_1^i,u_2^i) \mid u^i \in U, v^i \in V, i=1,2, ..., n \}$$

ist eindeutig bestimmt.

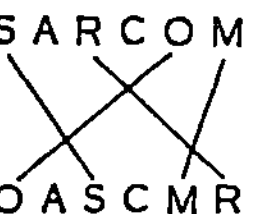

Sei $u_1^1 := \min \{ i \mid 1 \leq i \leq \ell_A, (i,j) \in \hat{S}, 1 \leq j \leq \ell_B, (i,j) \notin S \}$,

$v_2^1 := \{ j \mid 1 \leq j \leq \ell_B, (u_1^1,j) \in \hat{S} \}$,

$u_2^1 := \{ j \mid 1 \leq j \leq \ell_B, (u_1^1,j) \in S \}$,

$v_1^1 := \{ i \mid 1 \leq i \leq \ell_A, (i,v_2^1) \in S \}$.

$\implies u^1 := (u_1^1, u_2^1) \in U, v^1 := (v_1^1, v_2^1) \in V$.

Analog kann man die weiteren Elemente von U und V aus $\hat{S}$ rekonstruieren.

4.2 Definition der Distanz zwischen zwei Zeichenreihen

Um eine Distanz zwischen zwei Zeichenreihen A und B zu definieren, müssen alle möglichen Spuren von A nach B für einen Vergleich bewertet werden.

Für zwei identische Zeichenreihen A und B gibt es eine einfache Spur von A nach B, die sich graphisch durch Verbindungslinien aller paarweise gleichen Zeichen ohne Überschneidungen darstellen läßt.

Entsprechend sollen alle anderen Spuren um so schlechter bewertet werden,

- je weniger Verbindungslinien ihre graphische Darstellung enthält,

- je weniger von diesen Verbindungslinien zwischen gleichen Zeichen bestehen,

- je mehr Paare von Verbindungslinien ihre Endpunkte tauschen müßten, um eine einfache Spur

  darzustellen,

- je weiter Anfangs- und Endpunkte dieser Verbindungslinien voneinander in A und B

  entfernt sind.

Um diesen Effekt zu erreichen, werden die Elemente von S durch eine reellwertige Funktion δ bewertet:

$$\delta(i,j) := \begin{cases} c, & \text{falls } A(i)=B(j) \\ e, & \text{falls } i=0 \\ w, & \text{falls } j=0 \\ u & \text{sonst} \quad . \end{cases}$$

mit zunächst beliebig gewählten nicht-negativen reellen Konstanten c, e, w und u. Zusätzlich soll ein Element $(i,j) \in U$, das mit einem Element $(k,\ell) \in V$ einen Knoten bildet, mit

$$d \cdot \max(1, k-i-1, j-\ell-1), \quad d \in \mathbb{R},\ d \geq 0,$$ bewertet werden.

Durch den Faktor $\max(1, k-i-1, j-\ell-1)$ wird ein Vertauschen zweier Zeichen aus A beim Übergang von A nach B unterschiedslos mit d bewertet, wenn diese beiden Zeichen in A und B benachbart sind oder wenn sich zwischen ihnen in A oder B ein weiteres Zeichen befindet. Mit wachsendem Abstand wird eine Vertauschung höher bewertet. Dadurch soll eine Spur, die das Vertauschen weit entfernter Zeichen als Erklärung für das Zustandekommen von B enthält, weniger die Ähnlichkeit von A und B wiedergeben als eine andere Spur, die solche Vertauschungen nicht enthält, da diese bei der Untersuchung in Abschnitt 3.3 nicht vorkamen.

Die Gesamtbewertung einer Spur S von A nach B soll durch die Kosten angegeben werden. Für diese Kosten werden die Bewertungen der Elemente von S addiert und die Bewertung aller Knoten $u' \in U$, $v' \in V$ hinzugefügt.

Definition
Seien

$$n_c := |\{(i,j) \in S, A(i)=B(j)\}|,$$
$$n_e := |\{(0,j) \in S\}|,$$
$$n_w := |\{(i,0) \in S\}|,$$
$$n_u := |\{(i,j) \in S_1, A(i) \neq B(j)\}|,$$
$$n_d := \sum_{\substack{(i,j) \in U \\ (k,\ell) \in V \\ i<k \\ j>\ell}} \max(1, k-i-1, j-\ell-1)$$

Es ist:
$$n_c + n_w + n_u = \ell_A,$$
$$n_c + n_e + n_u = \ell_B.$$

Dann sind die Kosten einer Spur von A nach B definiert durch:

$$K(S,A,B) := \sum_{(i,j) \in S} \delta(i,j) + \sum_{\substack{(i,j) \in U \\ (k,\ell) \in V \\ i < k \\ j > \ell}} d \cdot \max(1, k-i-1, j-\ell-1)$$

$$= n_c \cdot c + n_e \cdot e + n_w \cdot w + n_u \cdot u + n_d \cdot d$$

$K(S,A,B)$ ist nach Satz (S1) eindeutig definiert.

Zu beachten ist bei der Definition der Kosten, daß Spuren, die Elemente u^i, $u^j \in U$ und v^i, $v^j \in V$ $(i \neq j)$ enthalten, so daß auch u^i mit v^j einen Knoten bildet, zusätzliche Kostenanteile von $d \cdot \max(1, v_1^j - u_1^i - 1, u_2^i - v_2^j - 1)$ liefern.

Da bei der Untersuchung in Abschnitt 3.3 keine fehlerhaften Zeichenreihen festgestellt wurden, für deren Erklärung sich überschneidende Vertauschungen benötigt wurden, sollen Spuren mit sich überschneidenden Vertauschungen benachteiligt werden.

Definition

Die Distanz zwischen zwei Zeichenreihen A und B ist

$$D(A,B) := \left\{ \begin{array}{l} \min_S K(S,A,B), \text{ falls } (A,B) \neq (\Lambda,\Lambda) \\ 0 \text{ sonst} \end{array} \right\}$$

$D(A,B)$ existiert, da es nach Satz (S1) mindestens eine, höchstens aber endlich viele Spuren von A nach B gibt. Die Definition entspricht der Verallgemeinerung des HAMMING—Prinzips aus Abschnitt 2.10.

(L1) Lemma

Sei S eine Spur von A nach B.
Dann gilt für alle $s = (s_1, s_2) \in S_1 - S_1^{*}$ und für alle Knoten $(u_1, u_2) \in U$, $(v_1, v_2) \in V$ genau eine der folgenden Möglichkeiten (siehe Abbildung 4.1):

a) $s_1 < u_1$ und $s_2 < v_2$
b) $u_1 < s_1 < v_1$ und $v_2 < s_2 < u_2$
·c) $v_1 < s_1$ und $u_2 < s_2$

Beweis

a) Sei $s_1 < u_1$.

Wäre $s_2 > v_2$, dann würde s mit (u_1, v_2) einen Knoten bilden im Widerspruch zur Definition einer Spur.

b) Sei $u_1 < s_1 < v_1$.

Wäre $s_2 < v_2$, dann würde (u_1, v_2) mit s einen Knoten bilden im Widerspruch zur Definition einer Spur. Wäre $s_2 > u_2$, dann würde s mit (v_1, u_2) einen Knoten bilden im Widerspruch zur Definition einer Spur.

c) Sei $v_1 < s_1$.

Wäre $s_2 < u_2$, dann würde (v_1, u_2) mit s einen Knoten bilden im Widerspruch zur Definition einer Spur.

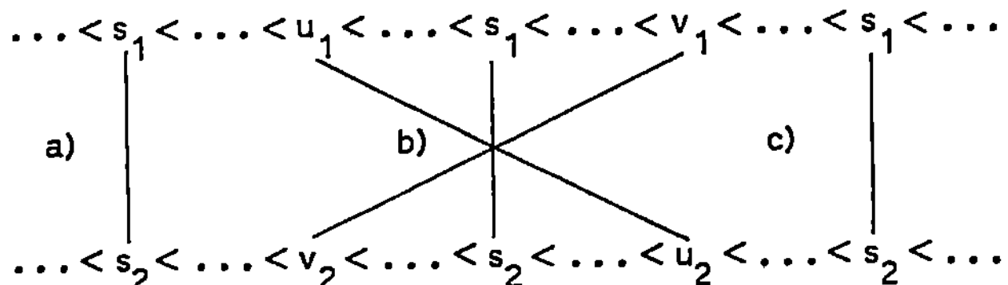

<u>Abbildung 4.1:</u> Graphische Darstellung möglicher Anordnungen von Komponenten eines Elements $(s_1, s_2) \in S_1 - S_1^*$ zu den Komponenten von Elementen $(u_1, u_2) \in U$ und $(v_1, v_2) \in V$

(L2) <u>Lemma</u>

Sei S eine Spur von A nach B mit $S_1^* \neq \emptyset$. Sei $u^i \in U$, $v^i \in V$.

Sei S' := $S - \{u^i, v^i\} + \{(u_1^i, v_2^i), (v_1^i, u_2^i)\}$.

Dann ist S' eine Spur von A nach B mit $(u_1^i, v_2^i), (v_1^i, u_2^i) \in S_1' - S_1'^*$.

<u>Beweis</u>

Nach Definition von S, U und V ist

$$\hat{S} := S - (U - u^i) - (V - v^i) + \{(u_1^j, v_2^j), (v_1^j, u_2^j) \mid u^j \in U, v^j \in V, i \neq j\}$$

eine einfache Spur von A nach B.

Es ist also $\hat{S}_1^{'*} = U' + V'$ mit $U' := U - u^i$, $V' := V - v^i$ wegen der Eindeutigkeit des Knotenkernes nach Satz (S1).

Also gilt: $(u_1^i, v_2^i), (v_1^i, u_2^i) \in S_1' - S_1'^*$.

Die anderen Eigenschaften einer Spur sind für S' trivialerweise erfüllt.

(L3) <u>Lemma</u>

Sei S eine Spur von A nach B mit $|S_1^*| \geq 2$.

Seien $u^i, u^j \in U$, $v^i, v^j \in V$ $(i \neq j)$.

Dann gilt für die Anordnung der Komponenten eine der folgenden drei Möglichkeiten mit $(k, \ell) \in \{(i,j), (j,i)\}$:

$$(1)\quad \ldots < u_1^k < \ldots < v_1^k < \ldots < u_1^\ell < \ldots < v_1^\ell < \ldots$$
$$\ldots < v_2^k < \ldots < u_2^k < \ldots < v_2^\ell < \ldots < u_2^\ell < \ldots$$

$$(2)\quad \ldots < u_1^k < \ldots < u_1^\ell < \ldots < v_1^\ell < \ldots < v_1^k < \ldots$$
$$\ldots < v_2^k < \ldots < v_2^\ell < \ldots < u_2^\ell < \ldots < u_2^k < \ldots$$

$$(3)\quad \ldots < u_1^k < \ldots < u_1^\ell < \ldots < v_1^k < \ldots < v_1^\ell < \ldots$$
$$\ldots < v_2^k < \ldots < v_2^\ell < \ldots < u_2^k < \ldots < u_2^\ell < \ldots$$

<u>Beweis</u>

$s' := S - \{ u^j, v^j \} + \{ (u_1^j, v_2^j), (v_1^j, u_2^j) \}$ ist nach Lemma (L2) eine Spur von A nach B mit

$(u_1^j, v_2^j), (v_1^j, u_2^j) \in s_1' - s_1'^*$.

Für $(u_1^j, v_2^j), (v_1^j, u_2^j)$ und $u^i \in U, v^i \in V$ folgen die obigen Möglichkeiten nach Lemma (L1) bei

geeigneter Wahl von $(i,j) \in \{ (k,\ell), (\ell,k) \}$.

<u>Definition</u>

In obigen Fällen (2) und (3) sagt man, daß sich die zwei Knoten u^i, v^i und u^j, v^j **überschneiden** .

(C1) <u>Corollar</u>

Wenn die Knoten u^i, v^i und u^j, v^j sich überschneiden, folgt aus Lemma (L3):

$$K(S,A,B) - K(S',A,B) \geq 3d - \delta(u_1^j, v_2^j) - \delta(v_1^j, u_2^j) .$$

4.3   <u>Wahl der reellen Konstanten c, e, w, u und d</u>

Im vorigen Abschnitt wurde die Distanz zwischen zwei Zeichenreihen A und B definiert. Es soll nun untersucht werden, welche Eigenschaften der Distanz durch eine bestimmte Wahl der Konstanten c, e, w, u und d bedingt werden und umgekehrt.

Die Distanz soll um so kleiner sein, je ähnlicher zwei Zeichenreihen sind. Bei einem richtigen Wort B soll stets nur ein einziger Kandidat A mit A = B übrig bleiben, unabhängig von der Wahl einer Schranke M ($M \geq 0$) für die Distanz (siehe Abschnitt 2.2). Daraus folgt, daß D(A,B) = 0 $\iff$ A = B gelten muß, da D(A,B) nach Definition nicht negativ ist.

(S2) <u>Satz</u>

$$(\; D(A,B) = 0 \iff A = B \;) \quad \Longleftrightarrow \quad c = 0; \; e,w,u,d > 0$$

<u>Beweis</u>

"$\Rightarrow$" (1) Zu zeigen: $(\; D(A,B) = 0 \iff A = B \;) \implies e > 0$

Beweis (indirekt):

Sei $e = 0$. Sei $A := \Lambda$, $B := b_1$; es ist also $A \neq B$.

Sei $S_0 := \{ (0,1) \}$.

Dann ist S_0 eine einfache Spur von A nach B mit leerem bijektiven Kern.

Es gilt: $0 \leq D(A,B) \leq K(S_0,A,B) = e = 0$, also $D(A,B) = 0$.

Widerspruch!

Analog beweist man:

$$(\; D(A,B) = 0 \iff A = B \;) \implies$$

(2) $w > 0$ mit $A := a_1$, $B := \Lambda$

(3) $u > 0$ mit $A := a_1$, $B := b_1$, $a_1 \neq b_1$,

(4) $d > 0$ mit $A := a_1 a_2$, $B := a_2 a_1$,

(5) $c = 0$ mit $A = B$.

"$\Leftarrow$" Es gelte: $c = 0$; $e, w, u, d > 0$. Sei $A = B \neq \Lambda$.

Dann ist $\ell_A = \ell_B =: \ell$.

$S_0 := \{ (i,i) \mid i=1,2, ..., \ell \}$ ist eine einfache Spur von A nach B mit $K(S_0,A,B) = \ell \cdot c$.

Es folgt also: $0 \leq D(A,B) \leq K(S_0,A,B) = \ell \cdot c = 0$, also $D(A,B) = 0$.

Sei $D(A,B) = 0$. Sei S eine Spur von A nach B mit minimalen Kosten.

$$0 = D(A,B) = K(S,A,B) = n_c \cdot c + n_e \cdot e + n_w \cdot w + n_u \cdot u + n_d \cdot d$$

Da $e, w, u, d > 0$, folgt: $n_e = n_w = n_u = n_d = 0$.

Nach der Definition in Abschnitt 4.2 ist dann $\ell = \ell_A = \ell_B = n_c = | \{ (i,j) \in S, A(i) = B(j) \} |$.

Es gilt also: Für alle Zeichen von A gibt es ein Element $(i,j_i) \in S$ mit

$A(i) = B(j_i)$ $(i=1,2, ..., \ell)$. Für alle $i_1, i_2 \in I_A$ gilt dabei: $i_1 < i_2 \iff j_{i_1} < j_{i_2}$, da der Knotenkern

von S wegen $n_d = 0$ leer ist.

$$\implies \quad 1 \leq j_1 < j_2 < \dots < j_\ell \leq \ell$$

$$\implies \quad j_i = i \quad (i=1,2, ..., \ell)$$

$$\implies \quad A = B(1 : \ell) = B, \text{ da } \ell = \ell_B.$$

Im folgenden sei immer vorausgesetzt:

$c = 0$; $e, w, u, d > 0$.

Da die zwei Zeichenreihen A und B zugeschriebene Ähnlichkeit in einer Menge von in A und B symmetrischen Einzelaussagen (siehe Abschnitt 4.1) formuliert wurde, ist die Symmetrie der Distanz in A und B ebenfalls sinnvoll:

(L4) Lemma

Sei S eine Spur von A nach B.

Dann gibt es eine Spur S^{-1} von B nach A mit $K(S,A,B) - K(S^{-1},B,A) = (n_e - n_w) \cdot (e - w)$.

Beweis

Seien $S^{-1} := \{ (i,j) \mid (j,i) \in S \}$,

$S_1^{-1} := \{ (i,j) \mid (j,i) \in S_1 \}$,

$U^{-1} := \{ (v_2^i, v_1^i) \mid (v_1^i, v_2^i) \in V \}$,

$V^{-1} := \{ (u_2^i, u_1^i) \mid (u_1^i, u_2^i) \in U \}$,

$I_1^{-1} := I_2, I_2^{-1} := I_1$.

Es ist dann $S_1^{-1} + (I_B - I_1^{-1}) \times \{0\} + \{0\} \times (I_A - I_2^{-1}) = S^{-1}$, und S_1^{-1} ist der bijektive Kern von S^{-1}.

$(u_1^i, u_2^i) \in U$ bildet einen Knoten mit $(v_1^j, v_2^j) \in V$ $\Longleftrightarrow$ $(v_2^j, v_1^j) \in U^{-1}$ bildet einen Knoten

mit $(u_2^i, u_1^i) \in V^{-1}$.

Insgesamt folgt, daß S^{-1} eine Spur von B nach A ist.

Für die Kosten $K(S^{-1}, B,A) = n_e' \cdot e + n_w' \cdot w + n_u' \cdot u + n_d' \cdot d$ folgt nach Definition:

$n_e' = n_w, n_w' = n_e, n_u' = n_u$,

$$n_d' = \sum_{\substack{(i,j) \in U^{-1} \\ (k,\ell) \in V^{-1} \\ i<k \\ j>\ell}} \max(1,k-i-1, j-\ell-1) = \sum_{\substack{(\ell,k) \in U \\ (j,i) \in V \\ \ell<j \\ k>i}} \max(1,j-\ell-1, k-i-1) = n_d \text{ und daher}$$

$$K(S,A,B) - K(S^{-1}, B,A) = (n_e - n_w) \cdot (e - w).$$

(S3) Satz

$D(A,B) = D(B,A)$ für alle Zeichenreihen A und B $\Longleftrightarrow$ $e = w$.

Beweis

"$\Longrightarrow$" Sei $A := \Lambda$, $B := b_1$. Dann ist $S := \{ (0,1) \}$ eine Spur von A nach B mit minimalen Kosten $K(S,A,B) = D(A,B) = e$. Mit $S^{-1} = \{ (1,0) \}$ folgt aus Lemma (L4) wegen $n_e \neq n_w$ die Behauptung.

"$\Longleftarrow$" Sei S eine Spur von A nach B mit minimalen Kosten. Dann folgt die Behauptung unmittelbar aus Lemma (L4).

Bei der automatischen Schreibfehlerkorrektur ist man nur an der Distanz zwischen A und B interessiert, also nur an den Spuren mit minimalen Kosten. Kann man nachweisen, daß unter den Spuren mit minimalen Kosten immer mindestens eine ist, die gegenüber einer allgemeinen Spur einschränkende Eigenschaften besitzt, kann man sich bei der Suche nach einer Spur mit minimalen Kosten auf eine

Teilmenge aller möglichen Spuren beschränken. So ist zum Beispiel denkbar, daß unter den Spuren mit minimalen Kosten immer eine einfache Spur ist. Der folgende Satz liefert eine zu diesem Fall äquivalente Bedingung für die Wahl der Konstanten e, w, u und d.

(S4) Satz

$d \geq \min(2e+2w, 2u) \quad \Longleftrightarrow \quad$ Für alle A und B gibt es eine <u>einfache</u> Spur S' mit minimalen Kosten

$$K(S', A,B) = n'_e \cdot e + n'_w \cdot w + n'_u \cdot u .$$

Beweis

"$\Rightarrow$"

(1) Sei $d \geq 2e+2w$. S sei eine Spur von A nach B mit minimalen Kosten

$$K(S,A,B) = n_e \cdot e + n_w \cdot w + n_u \cdot u + n_d \cdot d .$$

Sei $n := |U|$.

Ist $n = 0$, dann ist auch $n_d = 0$, und S erfüllt selbst die Behauptung.

Sei also $n \neq 0$.

Sei $S' := S - S_1^* + \{ (u_1^i, 0), (0, u_2^i), (v_1^i, 0), (0, v_2^i) \mid u^i \epsilon U, v^i \epsilon V \}.$

S' ist eine einfache Spur von A nach B. Es gilt:

$$
\begin{aligned}
D(A,B) &\leq K(S', A,B) = n'_e \cdot e + n'_w \cdot w + n'_u \cdot u \\
&\leq (n_e+2n) \cdot e + (n_w+2n) \cdot w + n_u \cdot u \qquad \text{wegen } n_u \geq n'_u \\
&= n_e \cdot e + n_w \cdot w + n_u \cdot u + n \cdot (2e+2w) \\
&\leq n_e \cdot e + n_w \cdot w + n_u \cdot u + n \cdot d \qquad \text{nach Voraussetzung} \\
&\leq n_e \cdot e + n_w \cdot w + n_u \cdot u + n_d \cdot d \qquad \text{nach Definition von } n_d \\
&= K(S,A,B) = D(A,B)
\end{aligned}
$$

(2) Sei $d \geq 2u$.

Sei S eine Spur von A nach B mit minimalen Kosten und $S_1^* \neq \emptyset$ wie unter (1).

Sei $S' := S - S_1^* + \{ (u_1^i, v_2^i), (v_1^i, u_2^i) \mid u^i \epsilon U, v^i \epsilon V \}$.

Nach Definition einer Spur ist S' eine einfache Spur.

Es gilt:

$$
\begin{aligned}
D(A,B) &\leq K(S', A,B) = n'_e \cdot e + n'_w \cdot w + n'_u \cdot u \\
&\leq n_e \cdot e + n_w \cdot w + (n_u+2n) \cdot u \qquad \text{wegen } n'_u \leq n_u+2n \\
&\leq n_e \cdot e + n_w \cdot w + n_u \cdot u + n \cdot d \qquad \text{nach Voraussetzung} \\
&\leq n_e \cdot e + n_w \cdot w + n_u \cdot u + n_d \cdot d \qquad \text{nach Definition von } n_d \\
&= K(S,A,B) = D(A,B)
\end{aligned}
$$

"$\Leftarrow$"

Nach Voraussetzung gibt es für alle A und B eine einfache Spur S' mit minimalen Kosten.

Sei $A := a_1 a_2 a_3$, $B := a_3 a_2 a_1$; $a_1, a_2, a_3 \epsilon \Theta$, $a_1 \neq a_2$, $a_2 \neq a_3$, $a_1 \neq a_3$.

Als Spuren mit minimalen Kosten kommen in Frage:

$$S^1 := \{ (1, 3), (2, 2), (3, 1) \} \quad \text{mit } K(S^1, A, B) = d \,,$$

$$S^2 := \{ (1, 1), (2, 2), (3, 3) \} \quad \text{mit } K(S^2, A, B) = 2u \,,$$

$$S^3 := \{ (1, 1), (2, 2), (3, 0), (0, 3) \} \quad \text{mit } K(S^3, A, B) = u + e + w \,,$$

$$S^4 := \{ (1, 0), (0, 1), (2, 2), (3, 3) \} \quad \text{mit } K(S^4, A, B) = e + w + u \,,$$

$$S^5 := \{ (1, 0), (0, 1), (2, 2), (3, 0), (0, 3) \} \quad \text{mit } K(S^5, A, B) = 2e + 2w \,.$$

Da nur S^2 bis S^5 einfache Spuren sind, folgt $d \geq \min(2u, 2e + 2w, u + e + w)$.

Da $u + e + w = \frac{1}{2} (2u + 2e + 2w)$, folgt $d \geq \min(2u, 2e + 2w)$.

Ein weiterer Satz gibt analog eine äquivalente Bedingung für den Fall an, daß es immer eine Spur S mit minimalen Kosten gibt, in der kein Element (i, j) mit $A(i) \neq B(j)$ in S_1 vorkommt.

(S5) <u>Satz</u>

$$u \geq \max(2e + 2w - 2d, e + w) \quad \Longleftrightarrow \quad \text{Für alle A und B gibt es eine Spur } S' \text{ mit minimalen Kosten}$$

$$K(S', A, B) = n'_e \cdot e + n'_w \cdot w + n'_d \cdot d.$$

<u>Beweis</u>

"$\Rightarrow$"

Sei S eine Spur von A nach B mit minimalen Kosten.

Gibt es in S_1 kein Element (i, j) mit $A(i) \neq B(j)$, so ist $n_u = 0$, und S erfüllt selbst die Behauptung.

Sei also $n_u \neq 0$.

Es wird nun für alle möglichen Fälle von Elementen (i, j) mit $A(i) \neq B(j)$ jeweils eine Spur S' konstruiert, die die betreffenden Elemente nicht mehr enthält, ohne daß die Kosten von S' größer sind als die von S.

In S gibt es keinen Knoten $u^i \in U$, $v^i \in V$ mit $A(u^i_1) \neq B(u^i_2)$ und $A(v^i_1) \neq B(v^i_2)$, da sonst

$$S' := S - \{ u^i, v^i \} + \{ (u^i_1, 0), (0, u^i_2), (v^i_1, 0), (0, v^i_2) \}$$

eine Spur von A nach B wäre mit $K(S, A, B) - K(S', A, B) \geq d + 2u - 2e - 2w > 0$

wegen $u \geq e + w$ nach Voraussetzung. S hätte also nicht minimale Kosten. Widerspruch!

(1) Es gebe in S ein Element (i, j) mit $A(i) \neq B(j)$, $(i, j) \in S_1 - S^*_1$.

Dann ist $S' := S - \{ (i, j) \} + \{ (i, 0), (0, j) \}$ eine Spur von A nach B mit

$K(S, A, B) - K(S', A, B) = u - e - w \geq 0$, da $u \geq e + w$ nach Voraussetzung.

S' ist also auch eine Spur mit minimalen Kosten. Durch Induktion über evtl. weitere solche Elemente (i, j) läßt sich eine Spur S von A nach B mit minimalen Kosten konstruieren, in der für jedes Element $(i, j) \in S_1 - S^*_1$ gilt: $A(i) = B(j)$.

(2) In der nach (1) existierenden Spur S von A nach B mit minimalen Kosten gebe es einen Knoten $u^i \in U$, $v^i \in V$ mit entweder $A(u_1^i) \neq B(u_2^i)$ oder $A(v_1^i) \neq B(v_2^i)$.

Außerdem soll

a) sich der Knoten u^i, v^i mit einem anderen Knoten $u^j \in U$, $v^j \in V$ überschneiden,

oder es gelte

b) $v_1^i - u_1^i > 2$ oder $u_2^i - v_2^i > 2$.

In jedem Fall ist

$$S' := S - \{u^i, v^i\} + \{(u_1^i, 0), (0, u_2^i), (v_1^i, 0), (0, v_2^i)\}$$

eine Spur von A nach B, und es gilt (im Fall a wegen Lemma (L3)):

$K(S,A,B) - K(S',A,B) \geq u + 2d - 2e - 2w \geq 0$, da $u \geq 2e + 2w - 2d$ nach Voraussetzung.

Durch Induktion folgt, daß es eine Spur S von A nach B mit minimalen Kosten gibt, in der Knoten, für die Fall a oder Fall b gilt, nicht mehr vorkommen.

(3) In der nach (2) existierenden Spur S von A nach B mit minimalen Kosten gebe es einen Knoten $u^i \in U$, $v^i \in V$ mit entweder $A(u_1^i) \neq B(u_2^i)$ oder $A(v_1^i) \neq B(v_2^i)$.

Außerdem sei $v_1^i = u_1^i + 2$, $u_2^i = v_2^i + 2$, $(u_1^i + 1, v_2^i + 1) \in S$.

Wegen Lemma (L3) gilt: $(u_1^i + 1, v_2^i + 1) \in S_1 - S_1^*$ und damit wegen (1):

$A(u_1^i + 1) = B(v_2^i + 1)$.

o.B.d.A. sei $A(u_1^i) \neq B(u_2^i)$.

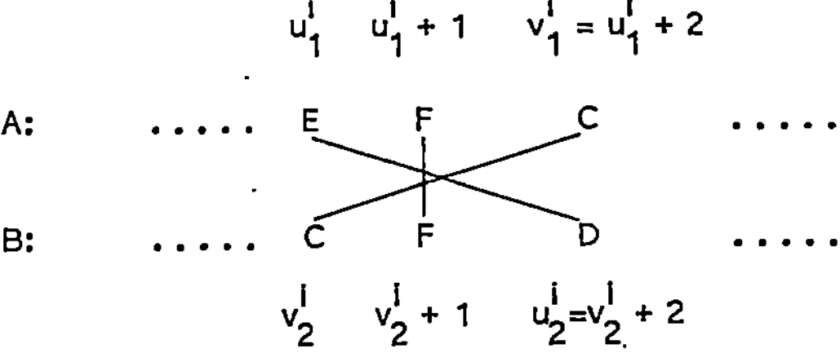

$S' := S - \{u^i\} + \{(u_1^i, 0), (0, u_2^i)\}$ ist wegen $(u_1^i + 1, v_2^i + 1) \notin S_1^*$ eine Spur von A nach B

mit $U' = U - \{u^i\} + \{(u_1^i + 1, v_2^i + 1)\}$ und $V' = V$.

$K(S,A,B) - K(S',A,B) = u - e - w \geq 0$, da $u \geq e+w$ nach Voraussetzung.

Der Fall $A(v_1^i) \neq B(v_2^i)$ liefert ein analoges Ergebnis für $S' := S - \{v^i\} + \{(v_1^i, 0), (0, v_2^i)\}$.

Nach Induktion existiert dann eine Spur S von A nach B mit minimalen Kosten, in der jedes Element $(i,j) \in S_1$ mit $A(i) \neq B(j)$ in einem Knoten u^i, v^i vorkommt mit $v_1^i \leq u_1^i + 2$, $u_2^i \leq v_2^i + 2$ und

a) $v_1^i = u_1^i + 2$, $u_2^i = v_2^i + 2$, $(u_1^i + 1, v_2^i + 1) \notin S$

oder

b) $v_1^i = u_1^i + 1$ oder $u_2^i = v_2^i + 1$

Im Falle a folgt $(u_1^i + 1, 0)$, $(0, v_2^i + 1) \in S$ nach Lemma (L1) und Lemma (L3) wegen (2).

Sei $A(u_1^i) \neq B(u_2^i)$.

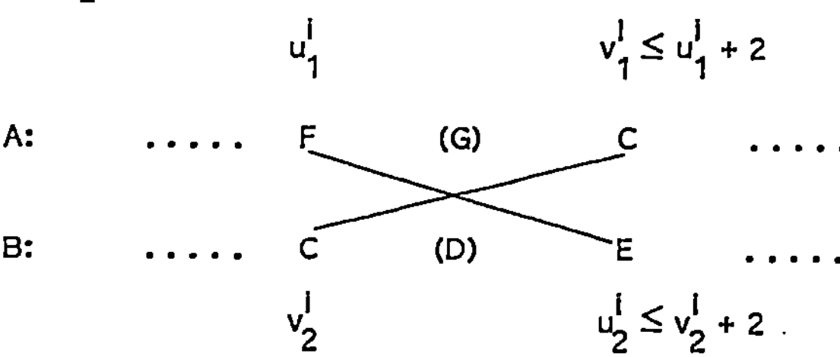

Dann ist $S' := S - \{u^i\} + \{(u_1^i, 0), (0, u_2^i)\}$ eine Spur von A nach B mit

$U' = U - \{u^i\}$ und $V' = V - \{v^i\}$.

$K(S,A,B) - K(S',A,B) = u - e - w \geq 0$, da $u \geq e+w$ nach Voraussetzung.

Sei $A(v_1^i) \neq B(v_2^i)$. Dann folgt eine analoge Aussage für

$S' := S - \{v^i\} + \{(v_1^i, 0), (0, v_2^i)\}$.

Durch Induktion folgt, daß es eine Spur S von A nach B mit minimalen Kosten gibt, in der kein Element $(i,j) \in S_1$ vorkommt mit $A(i) \neq B(j)$.

" $\Leftarrow$ "

Nach Voraussetzung gibt es für alle A und B eine Spur S mit minimalen Kosten und $n_u = 0$.

Sei $A := a_1 a_2 a_3 a_4$, $B := a_4 a_2 a_3 a_5$; $a_i \in \Theta$, $a_i \neq a_j$ für $i \neq j$, $i, j = 1,2, \ldots, 5$.

Als Spuren mit minimalen Kosten kommen in Frage:

$S^1 := \{ (1,4), (2,2), (3,3), (4,1) \}$ mit $K(S^1,A,B) = u + 2d$,

$S^2 := \{ (1,1), (2,2), (3,3), (4,4) \}$ mit $K(S^2,A,B) = 2u$,

$S^3 := \{ (1,1), (2,2), (3,3), (4,0), (0,4) \}$ mit $K(S^3,A,B) = u + e + w$,

$S^4 := \{ (1,0), (0,1), (2,2), (3,3), (4,4) \}$ mit $K(S^4,A,B) = e + w + u$,

$S^5 := \{ (1,0), (0,1), (2,2), (3,3), (4,0), (0,4) \}$ mit $K(S^5,A,B) = 2e + 2w$.

Nach Voraussetzung muß S^5 eine Spur mit minimalen Kosten sein. Es gilt also:

$u + 2d \geq 2e + 2w$, $2u \geq 2e + 2w$, $u + e + w \geq 2e + 2w$

$\implies$ $u \geq \max(2e + 2w - 2d, e + w)$.

(C2) <u>Corollar</u>

Es gebe Zeichenreihen A und B, so daß für alle Spuren von A nach B mit minimalen Kosten gilt: n_u, $n_d \neq 0$.

$\implies$ $d < \min(2e + 2w, 2u)$ und $u < \max(2e + 2w - 2d, e + w)$

<u>Beweis</u>

Die Aussage des Corollars folgt aus der Zusammenfassung der logischen Umkehrungen der " $\Rightarrow$ " - Richtung der Sätze (S4) und (S5).

Wegen der Äquivalenzaussagen der Sätze (S4) und (S5) folgt ferner, daß es keine kleineren Schranken als $\min(2e + 2w, 2u)$ bzw. $\max(2e + 2w - 2d, e + w)$ gibt, derart daß die Aussage von Corollar (C2) bestehen bleibt für genau alle d bzw. u, die nicht größer als diese kleineren Schranken sind.

In der Untersuchung aus Abschnitt 3.3 kamen fehlerhafte Wörter vor, für deren Erklärung eine Berücksichtigung der Fehlerarten "Verfälschen" und "Vertauschen benachbarter Zeichen" wünschenswert schien. Man wird daher verlangen, daß eine Berücksichtigung dieser Fehlerarten i.a. einen Einfluß auf die Distanz hat.

Nach Corollar (C2) muß dann gelten:

$d < \min(2e + 2w, 2u)$ und $u < \max(2e + 2w - 2d, e + w)$, d.h. $u < e + w$ oder $u + 2d < 2e + 2w$. Das sind notwendige Bedingungen für die Gültigkeit des HAMMING-Prinzips für die Distanz (siehe Abschnitt 2.10). Soll das HAMMING-Prinzip auch für die Auswahl der Kandidaten gelten (siehe Abschnitt 3.4), folgt sogar die Gleichheit der Konstanten, wie der folgende Satz zeigt.

(S6) Satz

$$e = w = u = d \iff \text{Für alle } A_1, A_2, B \text{ und alle Spuren } S^1 \text{ von } A_1 \text{ nach } B \text{ und alle Spuren}$$
$$S^2 \text{ von } A_2 \text{ nach } B \text{ gilt: } K(S^1, A_1, B) = K(S^2, A_2, B) \iff n_e^1 + n_w^1 + n_u^1 + n_d^1 = n_e^2 + n_w^2 + n_u^2 + n_d^2$$

Beweis

"$\Rightarrow$" Sei $e = w = u = d$.

Dann folgt die Behauptung sofort wegen

$$K(S^1, A_1, B) = e \cdot (n_e^1 + n_w^1 + n_u^1 + n_d^1), \quad K(S^2, A_2, B) = e \cdot (n_e^2 + n_w^2 + n_u^2 + n_d^2).$$

"$\Leftarrow$"

Zu zeigen: $e = w$.

Sei $B := b_1$, $A_1 := \Lambda$, $A_2 := b_1 a_2$.

Dann sind $S^1 := \{(0,1)\}$ und $S^2 := \{(1,1),(2,0)\}$ Spuren von A_1 bzw. A_2 nach B mit den Kosten $K(S^1, A_1, B) = e$ bzw. $K(S^2, A_2, B) = w$.

Es gilt also: $n_e^1 + n_w^1 + n_u^1 + n_d^1 = n_e^2 + n_w^2 + n_u^2 + n_d^2 = 1$.

Dann folgt nach Voraussetzung: $K(S^1, A_1, B) = K(S^2, A_2, B)$ und damit $e = w$.

Analog wird bewiesen

$w = u$ mit $B := b_1$, $A_1 := b_1 a_2$, $A_2 := a_3$, $a_3 \neq b_1$;

$u = d$ mit $B := b_1 b_2$, $A_1 := b_1 a_2$, $a_2 \neq b_2$, $A_2 := b_2 b_1$.

Aus dem Beweis für Satz (S6) geht hervor, daß die Bedingung $e = w = u = d$ notwendig ist für die Gültigkeit des HAMMING-Prinzips bei der Auswahl der Kandidaten. Sie ist jedoch nicht hinreichend, da bei den Kosten der Faktor n_d nicht immer die Anzahl der Vertauschungen angibt. Es wird sich aber zeigen, daß für $e = w = u = d$ nur Vertauschungen von Zeichen, die durch höchstens ein weiteres Zeichen voneinander getrennt sind, die Distanz zwischen A und B beeinflussen können, so daß man o.B.d.A. bei den korrigierbaren Fehlerarten nur solche Vertauschungen zu berücksichtigen braucht.

In bezug auf diese eingeschränkte Klasse von Fehlerarten gibt n_d dann doch die Anzahl der Vertauschungen an, und Satz (S6) bedeutet, daß nunmehr mit $e = w = u = d$ das HAMMING-Prinzip für die Distanz und für die Auswahl der Kandidaten erfüllt ist.

Wegen der zentralen Bedeutung des HAMMING-Prinzips (siehe Abschnitt 3.4) wird im folgenden von dieser Festlegung der Konstanten ausgegangen.

Trotz der Gleichheit wird die Bezeichnung der Konstanten zunächst beibehalten, um zu verdeutlichen, auf welche Fehlerart die Kosten zurückzuführen sind.

Man beachte, daß durch vorstehende Festlegung nach Satz (S3) folgt: $D(A,B) = D(B,A)$ für alle A und B; ferner nach den Sätzen (S4) und (S5), daß die Berücksichtigung der Fehlerarten "Verfälschen" und "Vertauschen benachbarter Zeichen" einen Einfluß auf die Distanz haben können.

4.4 Normale Spuren

Definition

Eine Spur S von A nach B heißt **normale Spur** $:\Longleftrightarrow$

Für alle $u^i = (u^i_1, u^i_2) \in U$, $v^i = (v^i_1, v^i_2) \in V$ gilt:

(1) $A(u^i_1) = B(u^i_2) \neq A(v^i_1) = B(v^i_2)$

(2) $v^i_1 \leq u^i_1 + 2$, $u^i_2 \leq v^i_2 + 2$

Ist $v^i_1 = u^i_1 + 2$ und $u^i_2 = v^i_2 + 2$, so ist $(u^i_1 + 1, v^i_2 + 1) \in S$.

(3) Der Knoten u^i, v^i überschneidet sich mit keinem anderen Knoten.

(S7) Satz

Unter den Spuren S von A nach B mit minimalen Kosten ist immer eine normale Spur.

Beweis

Sei S eine Spur von A nach B mit minimalen Kosten.

(1) Dann gilt:

a) Es gibt keine Elemente $u^i \in U$, $v^i \in V$ mit $A(u^i_1) = B(u^i_2) = A(v^i_1) = B(v^i_2)$.

b) u^i, v^i überschneidet sich mit keinem anderen Knoten $u^j \in U$, $v^j \in V$.

c) Ist $v^i_1 = u^i_1 + 2$ und $u^i_2 = v^i_2 + 2$, so gilt: $(u^i_1 + 1, v^i_2 + 1) \in S$.

Die Aussagen a und b folgen, weil sonst für $S' := S - \{u^i, v^i\} + \{(u^i_1, v^i_2), (v^i_1, u^i_2)\}$, das nach Lemma (L2) eine Spur ist, nach Corollar (C1) mit

$$K(S,A,B) - K(S',A,B) \geq \min(\max(1, v^i_1 - u^i_1 - 1, u^i_2 - v^i_2 - 1) \cdot d, 3d - \delta(u^i_1, v^i_2) - \delta(v^i_1, u^i_2)) \geq d > 0$$

ein Widerspruch folgen würde.

Ist $v_1^i = u_1^i + 2$ und $u_2^i = v_2^i + 2$, so folgt nach b und Lemma (L1) zunächst:

$(u_1^i + 1, 0)$, $(0, v_2^i + 1) \in S$ oder Aussage c . Wäre $(u_1^i + 1, 0)$, $(0, v_2^i + 1) \in S$, so würde für

die Spur $S' := S - \{ (u_1^i + 1, 0), (0, v_2^i + 1) \} + \{ (u_1^i + 1, v_2^i + 1) \}$ mit

$K(S,A,B) - K(S',A,B) = e + w - \delta(u_1^i + 1, v_2^i + 1) > 0$ wegen $e + w = 2u$ ein Widerspruch folgen.

(2) In S gebe es einen Knoten $u^i \in U$, $v^i \in V$ mit $\max(v_1^i - u_1^i, u_2^i - v_2^i) > 2$ oder $A(u_1^i) \neq B(u_2^i)$

oder $A(v_1^i) \neq B(v_2^i)$.

Dann folgt für

$S' := S - \{ u^i, v^i \} + \{ (u_1^i, v_2^i), (v_1^i, u_2^i) \}$, das nach Lemma (L2) eine Spur ist:

$K(S,A,B) - K(S',A,B)) \geq \max (1, u_2^i - v_2^i - 1, v_1^i - u_1^i - 1) \cdot d +$

$\delta(u_1^i, u_2^i) + \delta(v_1^i, v_2^i) - \delta(u_1^i, v_2^i) - \delta(v_1^i, u_2^i) \geq 0$.

Durch Induktion über alle solche Knoten läßt sich also eine normale Spur mit minimalen Kosten
konstruieren.

4.5 Definition der rekursiven Funktion D_M

Sei $W := I_A \times I_B + \{ (\ell_A + 1, \ell_B + 1) \}$,

$(n_1^1, n_2^1) := (0,0)$, $(n_1^2, n_2^2) := (1,1)$, $(n_1^3, n_2^3) := (1,2)$, $(n_1^4, n_2^4) := (2,1)$, $(n_1^5, n_2^5) := (2,2)$;

für $k = 1, ..., 5$ $Q_k(p,q) := (p > n_1^k, q > n_2^k, A(p-n_1^k)=B(q), A(p)=B(q-n_2^k))$

ein Prädikat über W.

Sei S eine normale Spur von A nach B.

Sei $P_1 := \{ (v_1^j, u_2^j) \mid u^j \in U, v^j \in V, j = 1,2, ..., |U| \}$,

$P_2 := \{ (r,s) \in S_1 - S_1^*, (r < u_1^j, s < v_2^j) \text{ oder } (r > v_1^j, s > u_2^j) \text{ für alle } u^j \in U, v^j \in V, A(r) = B(s) \}$

(siehe Fall a und c von Lemma (L1)).

Nach Definition der normalen Spur und nach Definition von P_2 gilt für alle

$(p_i, q_i), (p_j, q_j) \in P := P_1 + P_2$ $(i \neq j)$: $p_i < p_j$ $\iff$ $q_i < q_j$.

Die $(p_i, q_i) \in P$ lassen sich daher anordnen durch die Definition:

Für alle $(p_i, q_i), (p_j, q_j) \in P$ $(i \neq j)$ gelte:

$$(p_i, q_i) < (p_j, q_j) \iff p_i < p_j$$

Im folgenden sei eine Indizierung der (p_i, q_i) mit $i = 1, ..., n_S$ so gewählt, daß gilt:

$$(p_i, q_i) < (p_j, q_j) \iff i < j$$

Für alle $(p_i, q_i) \in P$ gilt $Q_k(p_i, q_i)$ für (mindestens) ein k, $1 \le k \le 5$, nach Definition der normalen Spur.

Eine graphische Darstellung von S soll diese Definitionen verdeutlichen:

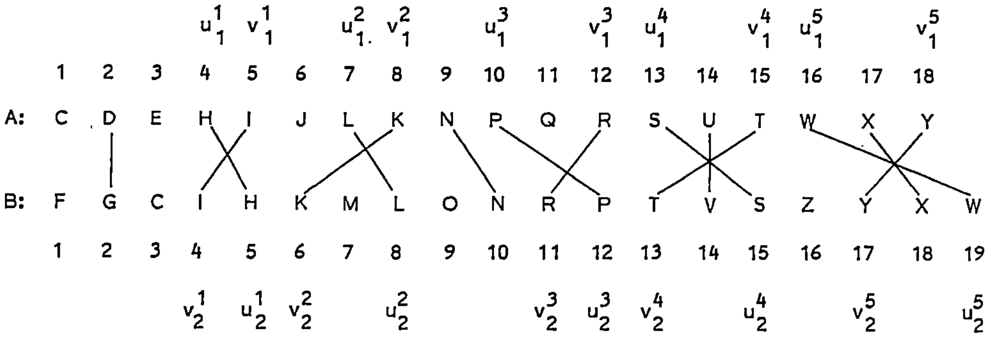

In diesem Beispiel ist $n_S = 6$, und die Elemente aus P sind:

$i = 1$: $(5,5)$,   es gilt $Q_2(5,5)$;

$i = 2$: $(8,8)$,   es gilt $Q_3(8,8)$;

$i = 3$: $(9,10)$, es gilt $Q_1(9,10)$;

$i = 4$: $(12,12)$, es gilt $Q_4(12,12)$;

$i = 5$: $(15,15)$, es gilt $Q_5(15,15)$;

$i = 6$: $(18,19)$, es gilt $Q_5(18,19)$.

Definition

Sei $(p_0, q_0) := (0,0)$, $(p_{n_S+1}, q_{n_S+1}) := (\ell_A+1, \ell_B+1)$, $P_0 := P + \left\{ (p_0, q_0), (p_{n_S+1}, q_{n_S+1}) \right\}$.

Für $i = 0,1, ..., n_S+1$ heißt dann (p_i, q_i) i-tes laufendes Indexpaar von S.

Es gilt: $Q_1(p_{n_S+1}, q_{n_S+1})$, da $A(\ell_A+1) = \lambda = B(\ell_B+1)$, und damit für alle $(p,q) \in W$:

Für (mindestens) ein k, $1 \le k \le 5$, gilt $Q_k(p,q)$ $\iff$ es gibt (mindestens) eine normale Spur S und ein $i > 0$, so daß (p,q) i-tes laufendes Indexpaar (p_i, q_i) von S ist.

A und B lassen sich durch die normale Spur S in $2 \cdot (n_S+1)$ Teilzeichenreihen zerlegen:

$$A(p_{i-1}+1 : p_i-n^k_1 -1)\, A(p_i-n^k_1 : p_i),$$
$$B(q_{i-1}+1 : q_i-n^k_2 -1)\, B(q_i-n^k_2 : q_i), \qquad i = 1,2, ..., n_S+1$$

In obigem Beispiel ist für

$I = 1$: $A(1{:}3)$ = "CDE", $A(4{:}5)$ = "HI", $B(1{:}3)$ = "FGC", $B(4{:}5)$ = "IH",

$I = 2$: $A(6{:}6)$ = "J", $A(7{:}8)$ = "LK", $B(6{:}5)$ = Λ, $B(6{:}8)$ = "KML",

$I = 3$: $A(9{:}8)$ = Λ, $A(9{:}9)$ = "N", $B(9{:}9)$ = "O", $B(10{:}10)$ = "N",

$I = 4$: $A(10{:}9)$ = Λ, $A(10{:}12)$ = "PQR", $B(11{:}10)$ = Λ, $B(11{:}12)$ = "RP",

$I = 5$: $A(13{:}12)$ = Λ, $A(13{:}15)$ = "SUT", $B(13{:}12)$ = Λ, $B(13{:}15)$ = "TVS",

$I = 6$: $A(16{:}15)$ = Λ, $A(16{:}18)$ = "WXY", $B(16{:}16)$ = "Z", $B(17{:}19)$ = "YXW",

$I = 7$: $A(19{:}18)$ = Λ, $A(19{:}19)$ = Λ, $B(20{:}19)$ = Λ, $B(20{:}20)$ = Λ.

Kostenanteile von S, die sich auf solche Teilzeichenreihen beziehen, werden **Teilkosten** genannt.

Es gilt:

$$K(S,A,B) \geq \sum_{i=1}^{n_S+1} \left(\ D(A(p_{i-1}+1 : p_i - n_1^k - 1), B(q_{i-1}+1 : q_i - n_2^k - 1)) + D(A(p_i - n_1^k : p_i), B(q_i - n_2^k : q_i))\ \right)$$

$$\geq D(A,B)$$

Für eine normale Spur S mit minimalen Kosten gilt in diesen Ungleichungen das Gleichheitszeichen. Nach Definition der normalen Spur sind die Teilkosten für die Teilzeichenreihen

$A(p_i - n_1^k : p_i)$ und $B(q_i - n_2^k : q_i)$ für $i = 1, 2, \ldots, n_S+1$ gleich

$$D(A(p_i - n_1^k : p_i), B(q_i - n_2^k : q_i)) = \begin{cases} 0, & \text{falls } Q_1(p_i, q_i) \\ d, & \text{falls } Q_2(p_i, q_i) \\ d+e, & \text{falls } Q_3(p_i, q_i) \\ d+w, & \text{falls } Q_4(p_i, q_i) \\ d+\delta(p_i-1, q_i-1), & \text{falls } Q_5(p_i, q_i) \end{cases}$$

$$= \begin{cases} e \cdot \max(n_1^k, n_2^k), & \text{falls } Q_k(p_i, q_i),\ 1 \leq k \leq 4 \\ e + \delta(p_i-1, q_i-1) & \text{sonst} \end{cases},$$

da $e = u = w = d$.

(L5) <u>Lemma</u>

Sei S eine normale Spur von A nach B mit minimalen Kosten. Es gelte für alle $(i, j) \in S_1 : A(i) \neq B(j)$. Dann ist $K(S,A,B) = D(A,B) = \max(\ell_A, \ell_B) \cdot e$.

<u>Beweis</u>

S ist eine einfache Spur, da es sonst ein $(i,j) \in S_1$ geben würde mit $A(i) = B(j)$.

$\Longrightarrow \quad K(S,A,B) = (n_e + n_w + n_u) \cdot e \qquad\qquad$ wegen $e = w = u$

$= (\ell_B - n_u + \ell_A - n_u + n_u) \cdot e \quad$ wegen $n_e = \ell_B - n_u$, $n_w = \ell_A - n_u$

$= (\ell_A + \ell_B - n_u) \cdot e$

Da $n_u \leq \min(\ell_A, \ell_B)$, folgt für minimale Kosten: $D(A,B) = K(S,A,B) = \max(\ell_A, \ell_B) \cdot e$.

Nach Definition von P gilt für alle $(r,s) \in S_1$ mit $p_{i-1} < r < p_i - n_1^k$, $q_{i-1} < s < q_i - n_2^k$,

$1 \leq i \leq n_S + 1$: $A(r) \neq B(s)$.

Nach Lemma (L5) folgt dann:

$D(A(p_{i-1}+1 : p_i - n_1^k - 1), B(q_{i-1}+1 : q_i - n_2^k - 1)) = \max(p_i - n_1^k - p_{i-1} - 1, q_i - n_2^k - q_{i-1} - 1) \cdot e$.

Zusätzlich zu der Annahme $e = w = u = d$ wird im folgenden für die Bewertung eines Fehlers $e = 1$ gewählt, so daß der Faktor e fortfällt. Insbesondere ist dann

$$\delta(i,j) = \begin{cases} 0, \text{ falls } A(i) = B(j) \\ 1 \text{ sonst} \end{cases}.$$

Für eine Spur S von A nach B mit minimalen Kosten ist also

$K(S,A,B) =$

$$\sum_{i=1}^{n_S+1} \left\{ (\max(p_i - n_1^k - p_{i-1}, q_i - n_2^k - q_{i-1}) - 1 + \begin{cases} \max(n_1^k, n_2^k), \text{ falls } Q_k(p_i, q_i), 1 \leq k \leq 4 \\ 1 + \delta(p_i - 1, q_i - 1) \text{ sonst} \end{cases} \right\}$$

$= D(A,B)$

A soll nur dann Kandidat für die Korrektur von B sein, wenn $D(A,B) \leq M$ für eine vorgegebene Schranke M gilt. Wenn nun die Kosten aller normalen Spuren S von A nach B berechnet werden, so können alle Spuren außer acht gelassen werden, bei denen die Teilkosten bis (p_i, q_i) bereits M überschreiten.

Sei $W^o := W \dotplus \{ (0,0) \}$,

$\quad I(p,q) := \{ (r,s) \in W^o, r = p-M-1, p-M, \ldots, p-1, s = q-M-1, q-M, \ldots, q-1 \}$,

$\quad I^o(p,q) := \bigcup_{k=1}^{5} I(p-n_1^k, q-n_2^k)$.

Ist (p_i, q_i) i-tes laufendes Indexpaar einer normalen Spur S, so ist $Q_k(p_i, q_i)$, $1 \leq k \leq 5$, und die Teilkosten von S bis (p_i, q_i) überschreiten die Schranke M, wenn das i-1-te laufende Indexpaar nicht in $I(p_i - n_1^k, q_i - n_2^k)$ liegt.

Denn dann ist wegen $p_{i-1} < p_i - n_1^k$ und $q_{i-1} < q_i - n_2^k$:

$p_{i-1} < p_i - n_1^k - M - 1$ oder $q_{i-1} < q_i - n_2^k - M - 1$ und daher

$$K(S,A,B) \geq K(S,A(p_{i-1}+1 : p_i-n_1^k -1), B(q_{i-1}+1 : q_i-n_2^k -1)))$$

$$= \max(p_i-n_1^k -p_{i-1}, q_i-n_2^k -q_{i-1}) -1 \geq M+1$$

Es genügt also, das i-1-te laufende Indexpaar in $I^o(p_i, q_i)$ zu suchen.

Der folgende Ausschnitt aus W^o soll diese Aussage für M = 2 graphisch untermalen:

		p-5, q-5	p-5, q-4	p-5, q-3	p-5, q-2		
		p-4, q-5	p-4, q-4	p-4, q-3	p-4, q-2		
		p-3, q-5	p-3, q-4	p-3, q-3	p-3, q-2	p-3, q-1	
		p-2, q-5	p-2, q-4	p-2, q-3	p-2, q-2	p-2, q-1	
				p-1, q-3	p-1, q-2	p-1, q-1	
							p,q

Der umrandete Teil ist I(p,q), ausgefüllt ist insgesamt der Indexbereich $I^o(p,q)$ + (p,q).

Es wird nun eine rekursive Funktion D_M auf W^o definiert, die $\min(M+1, D(A,B))$ berechnet. Sei

$D_M(0,0) := 0$, und für $(p,q) \in W$:

$$D_M(p,q) := \min(M+1, D_1(p,q), D_2(p,q), D_3(p,q), D_4(p,q), D_5(p,q))$$

mit

$$D_k(p,q) := \begin{cases} D_m(p-n_1^k, q-n_2^k) + \begin{cases} \max(n_1^k, n_2^k), \text{ falls } k \leq 4 \\ 1 + \delta(p-1, q-1) \text{ sonst} \end{cases}, \text{ falls } Q_k(p,q) \\ M+1 \text{ sonst} \end{cases}$$

$1 \leq k \leq 5$, und

$$D_m(p,q) := \min_{(r,s) \in I(p,q)} (\max(p-r,q-s)-1 + D_M(r,s)) .$$

$D_M(p,q)$ wird also rekursiv aus Werten $D_M(r,s)$, $(r,s) \in I^o(p,q)$, berechnet.

4.6   <u>Berechnung der Distanz durch D_M</u>

(S8) <u>Satz</u>

Sei $(p, q) \in W$,

sei $S(p, q) := \{ S \mid S$ normale Spur von A nach B, so daß (p,q) i-tes laufendes Indexpaar (p_i, q_i) von S ist $\}$.

Dann gilt:

(1) Für alle $S \in S(p,q)$ folgt: $K(S, A(1:p), B(1:q)) \geq D_M(p,q)$

(2) Ist $D_M(p,q) < M+1$, so gibt es ein $S \in S(p,q)$ mit $K(S, A(1:p), B(1:q)) = D_M(p,q)$.

<u>Beweis</u>

Der Beweis folgt der rekursiven Definition von D_M, indem gezeigt wird: gelten die Aussagen des Satzes für alle $(r,s) \in I^o(p,q)$, so gelten sie auch für (p,q).

(1) Sei $S \in S(p,q)$.

$\Longrightarrow$ (p,q) ist i-tes laufendes Indexpaar (p_i, q_i) von S

$\Longrightarrow$ $Q_k(p,q)$ für $1 \leq k \leq 5$

a) Sei $(p_{i-1}, q_{i-1}) \notin I(p-n_1^k, q-n_2^k)$.

Wie bereits oben gezeigt wurde, gilt dann $K(S, A(1:p), B(1:q)) \geq M+1 \geq D_M(p,q)$.

b) Sei $(p_{i-1}, q_{i-1}) \in I(p-n_1^k, q-n_2^k)$.

$$K(S, A(1:p), B(1:q)) = \left\{ \begin{array}{l} K(S, A(1:p_{i-1}), B(1:q_{i-1})), \text{ falls } i > 1 \\ 0 \text{ sonst} \end{array} \right\}$$

$$+ K(S, A(p_{i-1}+1 : p_i), B(q_{i-1}+1 : q_i))$$

$$\geq D_M(p_{i-1}, q_{i-1}) \qquad \text{nach Voraussetzung}$$

$$+ K(S, A(p_{i-1}+1 : p_i), B(q_{i-1}+1 : q_i))$$

$$\geq \min_{(r,s) \in I(p-n_1^k, q-n_2^k)} (K(S, A(r+1 : p_i-n_1^k -1), B(s+1 : q_i-n_2^k -1)) + D_M(r,s))$$

$$\text{wegen } (p_{i-1}, q_{i-1}) \in I(p-n_1^k, q-n_2^k)$$

$$+ K(S, A(p_i-n_1^k : p_i), B((q_i-n_2^k : q_i)))$$

$$\geq \min_{(r,s) \in I(p-n_1^k, q-n_2^k)} (\max(p_i-n_1^k-r, q_i-n_2^k-s) -1 + D_M(r,s))$$

$$+ \left\{ \begin{array}{l} \max(n_1^k, n_2^k), \text{ falls } k \leq 4 \\ 1 + \delta(p_i-1, q_i-1) \text{ sonst} \end{array} \right\} = D_k(p,q) \geq D_M(p,q)$$

(2) Sei $D_M(p,q) < M+1$.

$\Longrightarrow$ $D_M(p,q) = D_k(p,q) < M+1$ $\Longrightarrow$ $Q_k(p,q)$, $1 \leq k \leq 5$.

$$\Longrightarrow \quad D_k(p,q) = D_m(p-n_1^k, q-n_2^k) + \left\{ \begin{array}{l} \max(n_1^k, n_2^k), \text{ falls } k \leq 4 \\ 1 + \delta(p-1, q-1) \text{ sonst} \end{array} \right\} < M+1$$

$\Longrightarrow$ Es gibt ein $(r,s) \in I(p-n_1^k, q-n_2^k)$ mit

$$D_m(p-n_1^k, q-n_2^k) = \max(p-n_1^k -r, q-n_2^k -s) -1 + D_M(r,s) < M+1 .$$

Da $D_M(r,s) < M+1$, gibt es nach Voraussetzung ein $S' \in \mathbf{S}'(r,s)$ mit $K(S',A(1:r), B(1:s)) = D_M(r,s)$.

Sei $d := \min(p-n_1^k -r, q-n_2^k -s)$. Dann folgt für jedes S mit

$$S' + \begin{cases} \{(r+1, s+1), ..., (r+d-1, s+d-1)\} & \text{, falls } d > 1 \\ \emptyset \text{ sonst} \end{cases}$$

$$+ \begin{cases} \{(r+d,0), ..., (p-n_1^k -1, 0)\} & \text{, falls } d < p-n_1^k -r \\ \{(0, s+d), ..., (0, q-n_2^k -1)\} & \text{, falls } d < q-n_2^k -s \\ \emptyset \text{ sonst} \end{cases}$$

$$+ \{(p-n_1^k , q)\} \cup \{(p,q-n_2^k)\} + \begin{cases} (0,q-1), & \text{falls } k = 3 \\ (p-1, 0), & \text{falls } k = 4 \\ (p-1, q-1), & \text{falls } k = 5 \\ \emptyset & \text{sonst} \end{cases} \subset S:$$

$S \in \mathbf{S}(p,q)$ und

$$K(S,A(1:p), B(1:q)) = K(S',A(1:r), B(1:s)) + K(S,A(r+1 : p-n_1^k -1), B(s+1 : q-n_2^k -1)) +$$

$$K(S,A(p-n_1^k : p), B(q-n_2^k :q)) =$$

$$D_M(r,s) + \max(p-n_1^k -r, q-n_2^k -s) -1 + \begin{cases} \max(n_1^k , n_2^k), & \text{falls } k \leq 4 \\ 1 + \delta(p-1, q-1) \text{ sonst} \end{cases} = D_k(p,q) = D_M(p,q)$$

(Ç3) Corollar

$$D_M(\ell_A+1, \ell_B+1) = \min(M+1, D(A,B))$$

Beweis

Für jede normale Spur S von A nach B gilt: $S \in \mathbf{S}(\ell_A+1, \ell_B+1)$.

Nach Satz (S8) folgt dann aus $D_M(\ell_A + 1, \ell_B + 1) < M + 1$

$$D_M(\ell_A+1, \ell_B+1) = \min_{S \in \mathbf{S}(\ell_A+1, \ell_B+1)} K(S,A,B) = D(A,B).$$

Da $D_M(p,q) \leq M+1$ für alle $(p,q) \in W^0$, folgt $D_M(\ell_A+1, \ell_B+1) = \min(M+1,D(A,B))$.

5 PRAKTISCHE DURCHFÜHRUNG

5.1 Techniken der Vorauswahl

Zu einer gegebenen Zeichenreihe B soll die Distanz zwischen B und allen Zeichenreihen A der Wörter eines Lexikons berechnet werden. Die in Abschnitt 4.5 beschriebene rekursive Funktion D_M berechnet zu jedem A für alle $(p,q) \in I_A \times I_B$ die minimalen Teilkosten $K(S, A(1:p), B(1:q))$ aller normalen Spuren $S \in S(p,q)$; ist $S(p,q) = \emptyset$, dann ist $D_M(p,q) = M+1$.

Definition

Die Matrix $D_{ij} := (d_{ij})$ mit $d_{ij} := D_M(i,j)$, $i = 1,2, \ldots, \ell_A$, $j = 1,2, \ldots, \ell_B$ heißt **Teilkosten-Matrix** von A und B.

Für jedes Zeichen von A muß eine Zeile der Teilkosten-Matrix berechnet werden. Um zu B die ähnlichste Zeichenreihe zu bestimmen, ist also die Anzahl der zu berechnenden Zeilen insgesamt gleich der Anzahl der Zeichen der Wörter im Lexikon.

Die 33.952 Wörter des AGK-Thesaurus haben zusammen 443.085 Zeichen.

Nun stimmen für zwei Zeichenreihen A_1 und A_2 mit $A_1(1:i) = A_2(1:i)$ ($1 \leq i \leq \min(\ell_A, \ell_B)$) die ersten i Zeilen der Teilkosten-Matrizen von A_1 und B bzw. von A_2 und B überein.

Es liegt daher nahe, die Teilkosten-Matrizen für Wörter mit übereinstimmendem Anfangsteil simultan zu bestimmen, um die Anzahl der zu berechnenden Zeilen herabzusetzen.

Dazu bietet sich ein binärer Baum als Speicherform der Wörter des Lexikons an, wie er in [21] beschrieben ist. In dem Baum sollen Knoten auf dem gleichen Niveau in lexikographischer Reihenfolge aufsteigend geordnet sein. Abbildung 5.1 zeigt einen Ausschnitt aus dem binären Baum mit den Wörtern "Mater", "Material", "Matern", "Materne", "Maternem", "Maternen", "Materner" und "Maternes".

Jeder Knoten des Baumes enthält einen Datenteil mit dem gespeicherten Zeichen, gefolgt von einem Linksverweis und einem Rechtsverweis. Die Verweise sind natürliche Zahlen. Es gibt zwei Möglichkeiten zu signalisieren, daß ein Wort als Zeichenreihe B im Baum enthalten ist. Endet die Linkskette mit dem letzten Zeichen auf dem Niveau ℓ_B, so ist statt eines Linksverweises "-1" eingetragen.

Sonst wird die "-1" im Feld des Rechtsverweises beim letzten Knoten der Rechtskette auf dem Niveau $\ell_B + 1$ eingetragen.

Vermutet man, daß die ersten Zeichen von B, etwa "MATER", korrekt sind, so kann man zunächst nur den Unterbaum durchsuchen, der als Wurzel den Knoten hat, der "R" als Datum enthält und dessen Väter die Knoten mit den Daten "M", "A", "T" und "E" in dieser Reihenfolge sind. Man positioniert dann mit den 5 Zeichen "M", "A", "T", "E" und "R" in dem Baum. Führt die Suche in dem entsprechenden Unterbaum nicht zu dem gewünschten Erfolg, kann man die Positionierung schrittweise aufheben, indem man als nächstes den Unterbaum durchsucht, der als Wurzel den Vater der bisherigen Wurzel hat, usw.

Niveau

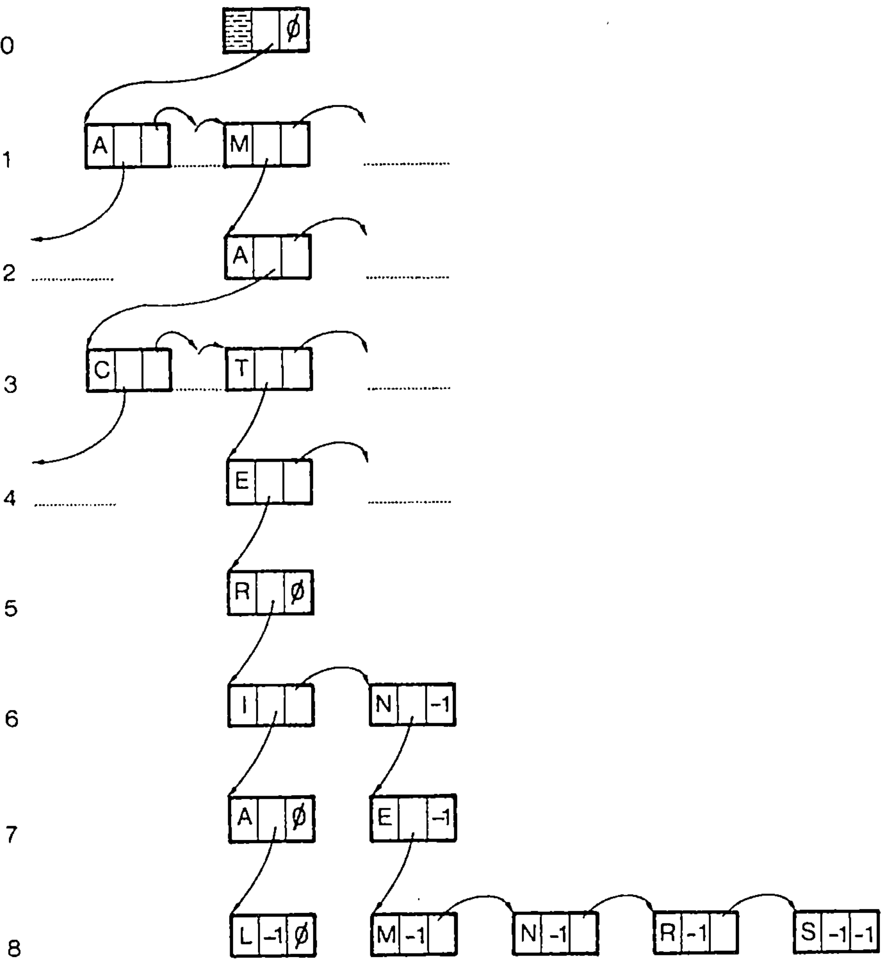

Abbildung 5.1: Ausschnitt aus dem binären Baum der Wörter des AGK-Thesaurus

Ist in obigem Beispiel der Unterbaum mit der Wurzel mit dem Datum "T" auf Niveau 3 bereits durchsucht, so folgt bei Aufhebung der Positionierung auf Niveau 3 als nächstes der Unterbaum mit der Wurzel mit dem Datum "A" auf Niveau 2. Der erste Knoten nach der Wurzel wäre dabei der Knoten mit dem Datum "C" auf Niveau 3. Beim Durchsuchen der Unterbäume mit Wurzeln auf dem Niveau 3 müßte derjenige mit der Wurzel "T" überschlagen werden, da dieser bereits abgearbeitet wurde.

Für eine schrittweise Aufhebung einer Positionierung mit n Zeichen müssen also die Anfangsadressen aller Rechtsketten auf dem Niveau 0 bis n gespeichert sein.

Verwendet man einen binären Baum für die Speicherung der Wörter des Lexikons, dann ist die Anzahl der zu berechnenden Zeilen der Teilkosten-Matrix gleich der Anzahl der Knoten (mit Daten) im binären Baum. Sie schrumpft beim AGK-Thesaurus auf 116.189 . Knoten auf demselben Niveau liefern Zeilen mit demselben Zeilenindex.

Eine weitere Ersparnis folgt aus der Schranke M für die Distanz. Überschreitet für einen Knoten das Niveau I die Zahl $\ell_B + M$, so kann der gesamte Unterbaum, der den Knoten als Wurzel hat, überschlagen werden, da $D(A,B) > M$ für alle A mit $\ell_A > \ell_B + M$ gilt.

Wie hier, wird sich im folgenden noch aus anderen Gründen ergeben, daß die Distanzberechnungen um so weniger Aufwand erfordern, je kleiner M ist.

Ist bereits eine Zeichenreihe A_1 mit $D(A_1,B) := d < M$ im Lexikon gefunden worden, so interessieren nur noch Zeichenreihen A mit $D(A,B) \leq d$. Man wird daher die Schranke M für die weiteren Berechnungen auf die **laufende Schranke** d verkleinern. Je früher ein solches A_1 gefunden wird, desto eher kann M verkleinert werden und desto geringer wird der Aufwand. Man wird anstreben, durch möglichst gezieltes Suchen im Lexikon zu einem A_1 mit $D(A_1,B) = d < M$ zu kommen.

Dazu wird zunächst überprüft, ob B im Lexikon vorhanden ist. Wenn das nicht der Fall ist, dann gibt es ein

$$i_v := \max \left\{ i \mid \text{es gibt ein A mit } A(1 : i-1) = B(1 : i-1) \text{ und } \ell_A \geq i \right\} , \quad 1 \leq i_v \leq \ell_B + 1 .$$

i_v signalisiert, daß in $B(1 : i_v)$ mindestens ein Fehler vorkommt oder daß B verstümmelt ist. Die Position des ersten von einem Fehler betroffenen Zeichens in B läßt sich aber allgemein nicht bestimmen. Nur für $i_v = 1$ ist klar, daß bereits das erste Zeichen von B falsch ist, so daß ein gezieltes Suchen im Lexikon unmöglich ist.

Erhebliche Vorteile bringt das zusätzlich als binärer Baum gespeicherte Lexikon aller transponierten Zeichenreihen A^T. Es wird im folgenden **Rückwärtsbaum** genannt im Gegensatz zu dem **Vorwärtsbaum**, dem binären Baum aus den nicht transponierten Wörtern. Wenn B nicht im Lexikon vorhanden ist, dann gibt es ein

$$i_r := \max \left\{ i \mid \text{es gibt ein } A^T \text{ mit } A^T(1 : i-1) = B^T(1 : i-1) \text{ und } \ell_A \geq i \right\} , \quad 1 \leq i_r \leq \ell_B + 1 .$$

Beispiel:

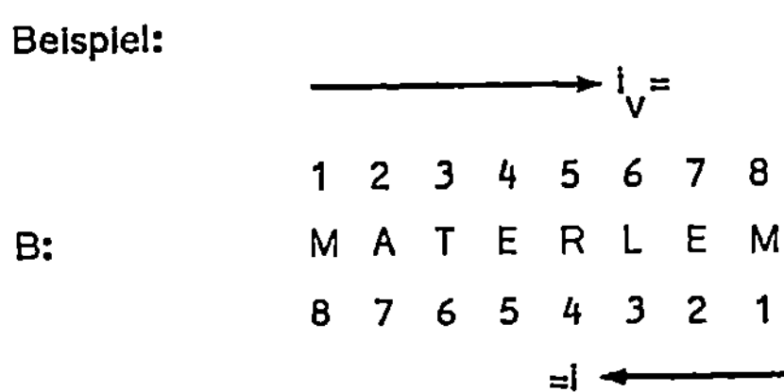

Häufig wird, wie in obigem Beispiel beim 6. Zeichen von vorn, ein Fehler bewirken, daß sich B kein Zeichen weiter im Baum verfolgen läßt, so daß man generell versuchsweise mit i_v-1 bzw. i_r-1 Zeichen im Vorwärtsbaum bzw. Rückwärtsbaum positionieren könnte, um den Unterbaum mit der Wurzel $B(i_v-1)$ bzw. $B^T(i_r-1)$ zu durchsuchen. Dabei entscheidet man sich genau dann für die Suche im Vorwärtsbaum, wenn $i_v \geq i_r$ ist.

Ist jedoch $i_v + i_r > \ell_B + 1$, so konnte zumindest in einer Richtung über die erste Fehlerstelle hinaus positioniert werden. In obigem Beispiel wurde im Rückwärtsbaum noch die Zeichenreihe "MEL" gefunden, obwohl "L" schon das fehlerhafte Zeichen ist. In diesem Fall wird für $i_v \geq i_r$ nur bis $[(i_v + \ell_B - i_r + 1)/2]$ im Vorwärtsbaum positioniert; analog wird für $i_v < i_r$ bis $[(i_r + \ell_B - i_v + 1)/2]$ im Rückwärtsbaum positioniert.

Die Verwendung eines Rückwärtsbaumes bewirkt, daß ein Fehler in den ersten Zeichen nicht mehr einen größeren Aufwand macht, da man dann von rückwärts positionieren kann. Nur wenn eine Zeichenreihe gleichzeitig in den ersten und in den letzten Zeichen einen Fehler enthält, ist eine günstige Positionierung unmöglich. Unter den 688 fehlerhaften Wörtern der Untersuchung von Abschnitt 3.3 waren nur 2 Wörter, die sowohl in den ersten als auch in den letzten 2 Zeichen einen Fehler enthielten. Zusätzlich ermöglicht der Rückwärtsbaum bei einer Zeichenreihe mit genau 1 Fehler, daß fast immer nur ein relativ kleiner Unterbaum und nicht das ganze Lexikon nach ähnlichen Wörtern durchsucht werden muß.

Notwendiges Kriterium, daß in einer Zeichenreihe genau 1 Fehler ist, ist

$$i_v + i_r \geq \ell_B - 1 \; .$$

Folgendes Beispiel zeigt, daß der Fall $i_v + i_r = \ell_B - 1$ gerade noch durch 1 Fehler der berücksichtigten Fehlerarten erklärt werden kann:

Da fehlerhafte Zeichen allgemein in B als B(i) nur im Bereich $1 \leq i \leq \min(\ell_B, i_v+2)$ und in B^T als $B^T(i)$ nur im Bereich $1 \leq i \leq \min(\ell_B, i_r+2)$ vorkommen können, müssen sie bei nur 1 Fehler in B im Bereich $\ell_B - i_r - 1 \leq i \leq i_v + 2$ liegen. Es sind also die ersten $\ell_B - i_r - 2$ Zeichen und die letzten $\ell_B - i_v - 2$ Zeichen korrekt. Daher müssen nur die Unterbäume, die $B(\ell_B - i_r - 2)$ bzw. $B^T(\ell_B - i_v - 2)$ als Datum in der Wurzel haben, im Vorwärtsbaum bzw. im Rückwärtsbaum alternativ durchsucht werden.

Es wird genau dann der Unterbaum, der $B(\ell_B - i_r - 2)$ als Datum in der Wurzel hat, im Vorwärtsbaum durchsucht, wenn $i_v \geq i_r$ ist; äquivalent dazu ist $\ell_B - i_r - 2 \geq \ell_B - i_v - 2$, so daß maximal viele korrekte Zeichen von B für die Positionierung verwendet werden:

Sei $i_v \geq i_r$; $i_v + i_r \geq \ell_B - 1$; $n := \min(i_v - 1, [(i_v + \ell_B - i_r + 1)/2])$, $n_f := \ell_B - i_r - 2$.

Dann ist $n_f \leq n$.

Denn:

$n_f = \ell_B - i_r - 2 \leq \ell_B + i_v - \ell_B + 1 - 2$ wegen $i_v + i_r \geq \ell_B - 1$

$\leq i_v - 1$

$n_f = \ell_B - i_r - 2 = (2\ell_B - 2i_r - 4)/2$

$\leq (2\ell_B - i_r + i_v - \ell_B + 1 - 4)/2$ wegen $i_v + i_r \geq \ell_B - 1$

$= (i_v + \ell_B - i_r - 3)/2 < (i_v + \ell_B - i_r)/2 \leq [(i_v + \ell_B - i_r + 1)/2]$

Für $i_v < i_r$; $i_v + i_r \geq \ell_B - 1$; $n := \min(i_r - 1, [(i_r + \ell_B - i_v + 1)/2])$, $n_f := \ell_B - i_v - 2$

folgt $n_f \leq n$ analog.

5.2   Berechnung der Teilkosten-Matrix

In der Teilkosten-Matrix werden nur für Indexpaare (i,j), für die $Q_k(i,j)$, $1 \leq k \leq 5$ gilt, Teilkosten $K(S,A(1:i), B(1:j))$ berechnet.

Das heißt, daß

a) $A(i) = B(j)$ gilt oder

-b) daß es ein x mit $i - 2 \leq x < i$ und ein y mit $j - 2 \leq y < j$ gibt mit $A(x) = B(j)$ und $A(i) = B(y)$.

Die Möglichkeiten a und b schließen sich wechselseitig aus, da für jeden Knoten einer normalen Spur $A(x) = B(j) \neq A(i) = B(y)$ gilt.

Für die übrigen Indexpaare ist $D_M(i, j) = M+1$.

Abbildung 5.2 zeigt als Beispiel die Teilkosten-Matrix für A = "Nebenniere" und B = "Nerenneieren". Zu einem Indexpaar (i,j), das laufendes Indexpaar einer normalen Spur ist, ist $D_M(i, j) = K(S,A(1 : i), B(1 : j))$ eingetragen, wobei M zunächst gleich ℓ_B gewählt wurde. Teilkosten d_{ij} mit $A(i) \neq B(j)$ sind mit einem Kreis gekennzeichnet. Die restlichen d_{ij} sind gleich M+1. Sie werden der Übersicht halber in der Abbildung weggelassen.

Allgemein soll M jedoch unabhängig von ℓ_B gewählt werden, da in der Praxis nur eine bestimmte maximale Fehleranzahl berücksichtigt werden soll. Seien die d_{ii}, $i = 1,2, ..., \min(\ell_A, \ell_B)$, als Hauptdiagonale bezeichnet; die d_{ij}, $i = 1,2, ..., \ell_B - k$, $j = i+k$, seien die k – te obere Nebendiagonale $(k = 1,2, ..., \ell_B - 1)$; die d_{ij}, $i = k+1, ..., \ell_A$, $j = i-k$, seien die k – te untere Nebendiagonale $(k = 1,2, ..., \ell_A - 1)$.

	0	1	2	3	4	5	6	7	8	9	10	11	12
		N	E	R	E	N	N	E	I	E	R	E	N
1	N	0					4	5						11
2	E		0			2	(4)	(5)	5		7		9	(10)
3	B													
4	E			2		1			4		6		8	
5	N		4	(4)			1	2	(4)					8
6	N		5	(5)			2	1	(3)					9
7	I									2				
8	E			6		5	(5)	(5)	2	(2)	2		4	(9)
9	R				6	(7)						2	(4)	
10	E			8	(8)	6			4		3	(3)	2	

3

Abbildung 5.2: Teilkosten-Matrix für A = "Nebenniere" und B = "Nerenneieren"
mit eingetragener Aufteilung für M = 4

Ist $M < \ell_B$, dann müssen nur die d_{ij} in der Hauptdiagonalen und in den ersten M oberen und unteren Nebendiagonalen berechnet werden. Denn für $|i - j| > M$ ist $K(S, A(1:i), B(1:j)) > M$. Da nur Zeichenreihen A der maximalen Länge $\ell_B + M$ berücksichtigt werden müssen (siehe Abschnitt 5.1); überschreitet der Zeilenindex der Teilkosten-Matrix nicht die Zahl $\ell_B + M$, so daß für $M=4$ bei der Distanzberechnung für B = "Nerenneieren" und alle Zeichenreihen A nur solche d_{ij} berechnet werden müssen, die sich in der Abbildung 5.2 zwischen den eingezeichneten Treppenlinien befinden.

Die Untersuchung in Abschnitt 3.3 hat Wörter mit bis zu 6 Fehlern ergeben. Das in Kapitel 4 beschriebene Verfahren wurde daher zunächst mit einer Schranke M = 6 programmiert. Aufgrund der Ergebnisse erwies sich M = 4 als ausreichend (siehe Kapitel 6). Im folgenden sind daher die Beispiele der Übersichtlichkeit halber nur für M = 4 angegeben.

Um Teilkosten $K(S, A(1:i), B(1:j))$ mit $A(i) = B(j)$ zu berechnen, müssen bei Vorgabe einer Schranke M nur die Teilkosten für die Indexpaare aus $I_{ij} := \left\{ (k, \ell),\ k = i-M-1,\ i-M,\ ...,\ i-1,\ \ell = j-M-1,\ j-M,\ ...,\ j-1 \right\}$ berücksichtigt werden. Oft liegt ein Indexpaar aus I_{ij} oberhalb der M-ten oberen Nebendiagonalen oder unterhalb der M-ten unteren Nebendiagonalen, oder es ist $(i,j) \notin I_A \times I_B$. Um den Algorithmus zu vereinfachen, wird deshalb die Teilkosten-Matrix durch weitere Felder gerändert, von denen nur das Indexpaar (0,0) einen Wert $d_{00} = 0$ enthält, der die Teilkosten-Berechnungen beeinflussen soll.

Allgemein soll ein Wert d_{ij} möglichst viel Information aufnehmen können, damit wiederholte Abfragen im Programm entfallen.

Im einzelnen gibt es für die Werte von d_{ij} folgende Möglichkeiten:

1) nach Ausfüllen einer Zeile mit Startwerten (Initialisierung):

  a) $d_{ij} = 0$:   Startwert $D_M(0,0)$ für die rekursive Berechnung von $D_M(i, j)$

  b) $d_{ij} = M+1$: für dieses Feld keine Teilkosten berechnen; nur abfragen, ob $A(i) = B(j)$.
            Diese Startwerte kommen nur in der M+1-ten oberen Nebendiagonalen
            und in der M+1-ten unteren Nebendiagonalen vor.

  c) $d_{ij} = M+2$: für dieses Feld Teilkosten berechnen.

  d) $d_{ij} = M+3$: dieses Feld unberücksichtigt lassen.

2) Nach Berechnung der Werte d_{ij} einer Zeile:

  a) $d_{ij} = k$, $0 \leq k \leq M$: d_{ij} stellt Teilkosten $K(S, A(1:i), B(1:j)) = k$ dar; $A(i) = B(j)$.

  b) $d_{ij} = 256 + k$, $0 \leq k \leq M$: d_{ij} stellt Teilkosten $K(S, A(1:i), B(1:j)) = k$ dar; $A(i) \neq B(j)$.
            Der Summand 256 entspricht der Kennzeichnung durch einen Kreis in Abbildung 5.2.
            Er wird nur für die Abfrage, ob $A(i) = B(j)$ ist, herangezogen. Bei allen anderen
            Berechnungen und Vergleichen wird nur der Summand k verwendet.

  c) $d_{ij} = M+1$: $D(A(1:i), B(1:j)) > M$, $A(i) = B(j)$.

  d) $d_{ij} = M+2$: d_{ij} stellt keine Teilkosten dar.
            (i, j) war kein laufendes Indexpaar einer normalen Spur. Das zugehörige Feld befindet sich
            zwischen der M-ten oberen Nebendiagonalen und der M-ten unteren Nebendiagonalen.

e) $d_{ij} = M+3$: d_{ij} stellt keine Teilkosten dar.

Das zugehörige Feld befindet sich oberhalb der M–ten oberen Nebendiagonalen oder unterhalb der M–ten unteren Nebendiagonalen. Ist d_{ij} aus der M+1–ten oberen Nebendiagonalen oder aus der M+1–ten unteren Nebendiagonalen, so folgt außerdem: $A(I) \neq B(J)$.

Abbildung 5.3 zeigt Ausschnitte aus der Teilkosten–Matrix für A = "Nebenniere", B = "Nerenneieren" und M = 4. Dabei ist die Zeile 4 einmal nur mit den Startwerten, einmal nach Berechnung der Teilkosten dargestellt.

(a)

		1	2	3	4	5	6	7	8	9	10	11	12
		N	E	R	E	N	N	E	I	E	R	E	N
0		.7	7	7	7	7	7	7	7	7	7	7	
1	N	0	6	6	6	4	5	7	7	7	7	7	
2	E	6	0	6	2	260	6	5	7	7	7	7	
3	B	6	6	6	6	6	6	6	7	7	7	7	
4	E	6	6	6	6	6	6	6	6	5	7	7	

(b)

		1	2	3	4	5	6	7	8	9	10	11	12
4	E	6	2	6	1	6	6	4	6	5	7	7	

<u>Abbildung 5.3:</u> Ausschnitte aus der geränderten Teilkosten–Matrix für
A = "Nebenniere", B = "Nerenneieren" und M = 4 ;

(a) Zeile 4 mit Startwerten,

(b) Zeile 4 nach Berechnung der Teilkosten

Für eine Zeile wird auch eine **minimale Zeilendistanz** ℓ_z berechnet, die ähnlich wie der Zeilenindex zu einer Vorauswahl dient.

$$\ell_z(0) := 0.$$

Ist z_i^{min} ein kleinstes Element der i–ten Zeile (ein additiver Anteil von 256 wird bei diesem Vergleich nicht berücksichtigt) und ist $\ell_z(i)$ bekannt, so ist die minimale Zeilendistanz der i+1–ten Zeile

$$\ell_z(i+1) := \min(z_{i+1}^{\min}, \ell_z(i)+1).$$

Sobald $\ell_z(i) > M$ ist, kann der gesamte Unterbaum auf dem Niveau i mit dem laufenden Zeichen als Wurzel übergangen werden.

Abbildung 5.4 zeigt einen Ausschnitt der Teilkosten–Matrix für A = "Entbindung", B = "Entnahme" und M = 4 mit den Werten der minimalen Zellendistanz ℓ_z für jede Zeile.

			E	N	T	N	A	H	M	E		$\ldots \ell_z$
			1	2	3	4	5	6	7	8	9	$\ldots$
E	1		0	6	6	6	6	7	7	7	7	$\ldots 0$
N	2		6	0	6	2	6	6	7	7	7	$\ldots 0$
T	3		6	6	0	258	6	6	6	7	7	$\ldots 0$
B	4		6	6	6	6	6	6	6	6	7	$\ldots 1$
I	5		6	6	6	6	6	6	6	6	6	$\ldots 2$
N	6		7	4	6	2	6	6	6	6	6	$\ldots 2$
D	7		7	7	6	6	6	6	6	6	6	$\ldots 3$
U	8		7	7	7	6	6	6	6	6	6	$\ldots 4$
N	9		7	7	7	5	6	6	6	6	6	$\ldots 5$
G	10											

Abbildung 5.4: Ausschnitt aus der Teilkosten–Matrix für A = "Entbindung", B = "Entnahme" und M = 4 sowie die Werte ℓ_z für jede Zeile

Der Unterbaum mit "N" als Wurzel auf Niveau 9 braucht nicht mehr berücksichtigt zu werden, da $\ell_z(9) > M$ ist.

Denn: sei $\ell_z(i) \geq M+1$, $1 \leq i \leq \ell_A$.

Sei $D_M(i + 1, k) \leq M$ für $1 \leq k \leq \ell_B+1$.

$\Longrightarrow$ Es gibt ein j, $1 \leq j \leq 5$, mit $D_M(i+1,k) = D_j(i+1,k) \leq M$.

Fallunterscheidung:

$j = 1 : D_1(i+1, k) = D_m(i+1,k)$.

Es gibt ein (r,s), $i-M \leq r \leq i$, mit $D_M(r,s) \leq D_M(i+1,k) - (\max(i+1-r, \; k-s)-1)$

$\leq M-(i+1-r-1) = M - (i-r)$

$\implies \; z_r^{\min} \leq M - (i-r)$

$\implies \; \ell_z(i) \leq M - (i-r) + (i-r) = M$

Widerspruch!

Die Fälle $j = 2,3,4,5$ führen analog zum Widerspruch.

Insgesamt folgt also: $D_M(i+1, k) \geq M+1$ für $k = 1, ..., \ell_B+1$

Daraus folgt: $\ell_z(i+1) \geq M+1$ und durch vollständige Induktion: $\ell_z(\ell_A) \geq M+1$.

Dann folgt aber, wie oben gezeigt wurde, auch: $D(A,B) = D_M(\ell_A+1, \ell_B+1) \geq M+1$.

Solange in einem binären Baum mit n Zeichen positioniert wird, ist jeweils die Distanz zwischen Zeichenreihen A und B mit $A(1{:}n) = B(1{:}n)$, $n > 0$, zu berechnen.

Das folgende Lemma (L6) zeigt, daß dann

$D(A,B) = D(A(n+1 : \ell_A), B(n+1 : \ell_B) \,)$ gilt.

(L6) Lemma

Sei S eine normale Spur von A nach B mit minimalen Kosten.

Es sei $A(1{:}n) = B(1{:}n)$, $1 \leq n \leq \min(\ell_A, \ell_B)$.

Dann gibt es eine normale Spur S' von A nach B mit minimalen Kosten und $(j,j) \in S'$, $j = 1,2, ..., n$.

Beweis

Wenn für $k = 1,2, ..., n$ gilt: $(k,k) \in S$, erfüllt S die Behauptung. Es gebe also ein $k \leq n$

mit $(j,j) \in S$ für $j = 1,2, ..., k-1$ und $(k,k) \notin S$.

Nach Definition der normalen Spur gibt es keinen Knoten $u^i \in U$, $v^i \in V$ mit $u_1^i = k$, $v_2^j = k$,

da $A(k) = B(k)$.

Da $(k,k) \notin S$, folgt daher:

$(k,b), (a,k) \in S$ mit $b = 0$ oder $a = 0$.

$$\text{Sei } S' := S - \left\{ (k,b), (a,k) \right\} + \left\{ \begin{array}{ll} \emptyset & \text{falls } a = b = 0 \\ (0,b), & \text{falls } b \neq 0 \\ (a,0), & \text{falls } a \neq 0 \end{array} \right\} + (k,k) .$$

S' ist in jedem Fall wieder eine normale Spur.

Es gilt:

$$K(S,A,B) - K(S',A,B) = \delta(k,b) + \delta(a,k) - \left\{ \begin{array}{ll} 0, & \text{falls } a = b = 0 \\ e, & \text{falls } b \neq 0 \\ w, & \text{falls } a \neq 0 \end{array} \right\}$$

$$= \begin{cases} e + w, & \text{falls } a = b = 0 \\ \delta(k,b) + e - e, & \text{falls } b \neq 0 \\ w + \delta(a,k) - w, & \text{falls } a \neq 0 \end{cases} \geq 0$$

Die Behauptung folgt durch Induktion über k.

Für die Berechnung der Teilkosten-Matrix bedeutet obige Aussage, daß die Zeilen 1 bis n nicht berechnet zu werden brauchen, wenn im binären Baum mit den ersten n Zeichen positioniert wurde.

So sind zum Beispiel in Abbildung 5.2 die Zeilen und Spalten für die Zeichen "N" und "E" überflüssig, da D("Nebenniere", "Nerenneieren") = D("benniere", "renneieren") ist.

Durch die Techniken der Vorauswahl (siehe Abschnitt 5.1) sollte vor allem möglichst schnell eine Zeichenreihe A mit $D(A,B) = d < M$ gefunden werden. Bei der Distanzberechnung weiterer Zeichenreihen A zu der vorgegebenen Zeichenreihe B kann danach von der laufenden Schranke d anstatt von M Gebrauch gemacht werden. In der Teilkosten-Matrix rücken damit die Treppenlinien enger zusammen, well in jeder Zeile nur noch die d_{ij} zwischen der d-ten oberen Nebendiagonalen und der d-ten unteren Nebendiagonalen berechnet werden müssen. Ferner müssen für die Teilkosten $K(S,A(1{:}i),B(1{:}j))$ mit $A(i) = B(j)$ nur noch die Indexpaare aus $I_{ij} := \left\{ (k,\ell),\, k = i{-}d{-}1,\, i{-}d,\, ...,\, i{-}1,\ \ell = j{-}d{-}1,\, j{-}d,\, ...,\, j{-}1 \right\}$ berücksichtigt werden.

Ein berechneter Wert $d_{ij} = M{+}1$ bedeutet, daß $D(A(1{:}i), B(1{:}j)) > d$ und $A(i) = B(j)$ ist. Die Werte M+1, M+2 und M+3 für bestimmte d_{ij} werden ansonsten beibehalten.

Bei der Berechnung der d_{ij} gelten gegenüber den allgemeinen Formeln für $D_M(i,j)$ noch weitere wesentliche Vereinfachungen.

Für den Fall $A(i) = B(j)$ sei gezeigt, wie sich $D_m(i,j)$ aus den $D_M(r,s)$ mit $(r,s) \in I_{ij}$ mit möglichst wenig Aufwand berechnen läßt, wobei der Einfachheit halber angenommen wird, daß I_{ij} ganz zur Teilkosten-Matrix und dem Bereich zwischen der d-ten oberen Nebendiagonalen und der d-ten unteren Nebendiagonalen gehört.

Um $\min(\max(i{-}r,\, j{-}s){-}1 + D_M(r,s))$ für $(r,s) \in I_{ij}$ zu bestimmen, werden die Elemente von I_{ij} in Gruppen eingeteilt, für die $\max(i{-}r,\, j{-}s){-}1$ konstant ist:

1) (i-1, j-1)

2) (i-2, j-1), (i-2, j-2), (i-1, j-2)

usw. bis

d+1) (i-d-1, j-1), (i-d-1, j-2), ..., (i-d-1, j-d-1), (i-d, j-d-1), ..., (i-1, j-d-1)

Begonnen wird mit dem Wert $D_M(i{-}1, j{-}1){-}1$ als "laufendes Minimum".

Ist das laufende Minimum kleiner oder gleich 0, dann ist $D_m(i,j)$ die Summe des laufenden Minimums und der Gruppennummer; beim ersten Schritt ist also

$$D_m(i,j) = D_M(i{-}1, j{-}1){-}1 + 1 = D_M(i{-}1, j{-}1), \text{ falls } D_M(i{-}1, j{-}1) < 2 \,.$$

Ansonsten werden die Werte $D_M(r,s)$ für die Elemente (r,s) der Gruppe mit dem laufenden Minimum verglichen. Ist $D_M(r,s)$ kleiner als das laufende Minimum, wird es selbst zum neuen laufenden Minimum.

Sind alle Elemente der Gruppe durchlaufen, wird das laufende Minimum um 1 verkleinert und mit der nächsten Gruppe wie beim ersten Schritt verfahren, bis das laufende Minimum kleiner oder gleich 0 ist oder alle d+1 Gruppen durchlaufen sind. In letzterem Fall ist $D_m(i,j)$ die Summe aus dem laufenden Minimum und d+2.

Zum Schluß wird $D_m(i,j)$ zu M+1 verändert, wenn sich $D_m(i,j) > d$ ergeben hatte.

Ferner brauchen für die Berechnung von d_{ij} nicht immer alle Fälle Q_k geprüft und die entsprechenden $D_k(i,j)$ bestimmt zu werden. Daß Q_1 alternativ zu den Q_k mit $k \geq 2$ gilt, wurde schon zu Beginn dieses Abschnitts erwähnt. Aber auch für die Q_k mit $k \geq 2$ sind nur wenige Fälle zu unterscheiden:

1) Ist $d_{i-1,\,j-1} \leq d$, dann braucht nur $D_5(i,j)$ berechnet zu werden. Ist $d_{i-1,\,j-1} = M+1$, dann bleibt d_{ij} unverändert.

2) Sonst genügt bei Gültigkeit von Q_2, nur $D_2(i,j)$ zu berechnen und die übrigen $D_k(i,j)$ auf M+1 zu setzen.

3) Gilt Q_2 nicht, dann gilt auch Q_3 oder Q_4 nicht, und es müssen höchstens $D_5(i,j)$ und alternativ $D_3(i,j)$ oder $D_4(i,j)$ berechnet werden.

Diese Aussagen sollen im folgenden durch Diskussion der einzelnen Fälle begründet werden.

1) Sei $A(i) \neq B(j)$; $d_{i-1,\,j-1} \leq d$ oder $d_{i-1,\,j-1} = M+1$.

Dann folgt: $A(i-1) = B(j-1)$.

.a) Nach Voraussetzung folgt, daß $A(i-1) \neq B(j)$ oder $A(i) \neq B(j-1)$ gilt, so daß nach Definition einer normalen Spur ein Knoten $(i-1, j)$, $(i, j-1)$ nicht in Frage kommt.

b) In einer normalen Spur S von A nach B mit minimalen Kosten könnte es einen Knoten $(i-2, j)$, $(i, j-1)$ geben. Notwendig dafür ist: $A(i-2) = B(j)$, $A(i) = B(j-1)$. Es gibt dann in A und B Teilzeichenreihen folgender Art:

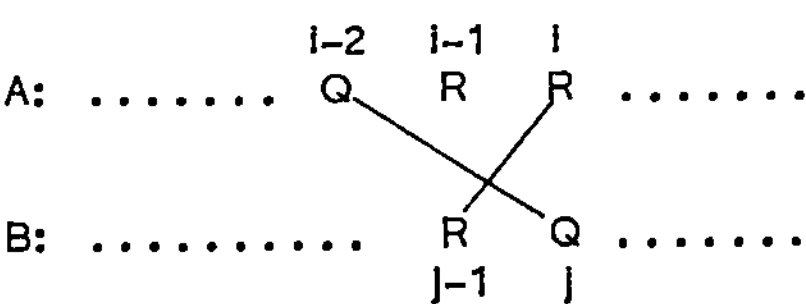

Dann ist aber $S' := S - \{ (i, j-1), (i-1, 0) \} + \{ (i-1, j-1), (i,0) \}$ ebenfalls eine normale Spur von A nach B mit minimalen Kosten. Es erübrigt sich also, bei normalen Spuren Knoten der obigen Art unter Fall 1 zu berücksichtigen.

c) Ein Knoten $(i-1, j)$, $(i, j-2)$ braucht analog wie unter b ebenfalls nicht berücksichtigt zu werden.

d) Es bleibt die Möglichkeit eines Knotens $(i-2, j)$, $(i,j-2)$.

Notwendig dafür ist: $A(i-2) = B(j)$, $A(i) = B(j-2)$.

Mit $A(i) \neq B(j)$ folgt $A(i-2) \neq B(j-2)$ nach Definition einer normalen Spur.

Daraus folgt: $d_{i-2,\,j-2} = M+2$ oder $d_{i-2,\,j-2} \geq 256$.

da) Sei $d_{i-2,\,j-2} \geq 256$.

$\Longrightarrow D_M(i-2, j-2) \leq d \Longrightarrow D_M(i-1, j-1) \leq d$ wegen $A(i-1) = B(j-1)$.

db) Sei $d_{i-2,\,j-2} = M+2$

Nach Definition von D_M folgt wegen $A(i) = B(j-2)$, $A(i-2) = B(j)$ und $A(i-1) = B(j-1)$:

$D_M(i,j) = D_M(i-2,j-2) +1$.

Allgemein werden nur dann in d_{ij} Teilkosten festgehalten, wenn $D_M(i,j) \leq d$ ist. Hier muß dann also

$D_M(i-2, j-2) < d$ sein.

Daraus folgt:

Es gibt ein $(r,s) \in I_{i-2,\,j-2}$ mit $D_M(i-2, j-2) = D_M(r,s) + \max(i-2-r, j-2-s) - 1 < d$ und $A(r)=B(s)$.

Dann folgt auch: $D_M(i-1, j-1) \leq D_M(r,s) + \max(i-1-r, j-1-s) - 1 \leq d$

Aus beiden Fällen da und db folgt also als notwendige Bedingung dafür, daß Teilkosten d_{ij} zu berechnen sind: $d_{i-1,\,j-1} = D_M(i-1, j-1) \leq d$. Ist das der Fall, braucht nur ein Knoten $(i-2, j)$, $(i, j-2)$ berücksichtigt zu werden. Dazu muß dann geprüft werden, ob $A(i-2) = B(j)$ und $A(i) = B(j-2)$ ist. Diese Abfragen sind äquivalent zu $d_{i-2,\,j} \leq M+1$ und $d_{i,\,j-2} \leq M+1$, wenn dabei ein Summand 256 berücksichtigt wird. Dieser Summand wird nur für solche Abfragen benutzt, nicht aber für Berechnung von Teilkosten. Diese unterschiedliche Berücksichtigung von d_{ij} der Teilkosten-Matrix, nämlich einmal mit einem Summand 256, einmal ohne, geschieht programmtechnisch dadurch, daß ein Wert d_{ij} in zwei Bytes gespeichert ist, von denen für Teilkosten-Berechnungen nur das rechte Byte herangezogen wird.

Die Berücksichtigung eines Knotens $(i-2, j)$, $(i, j-2)$ kann nur für (i,j) mit $|i - j| < d$ zu Teilkosten $d_{ij} \leq d$ führen. Daraus folgt, daß maximal in der d+1-ten oberen Nebendiagonalen und in der d+1-ten unteren Nebendiagonalen $d_{i,\,j-2} \leq M+1$ und $d_{i,\,j-2} \leq M+1$ sein sollte. Daher werden diese Diagonalen noch mit Startwerten M+1 versehen, deren Elemente d_{ij} nur dann zu M+3 verändert werden, wenn $A(i) \neq B(j)$ ist.

2) Sei $A(i) \neq B(j)$; $d_{i-1,\,j-1} > M+1$.

Dann wird zunächst Q_2 durch die Abfragen $d_{i-1,\,j} \leq M+1$ und $d_{i,\,j-1} \leq M+1$ geprüft. Gilt Q_2, so ist also $A(i-1) = B(j)$ und $A(i) = B(j-1)$ und wegen $A(i) \neq B(j)$ auch $A(i-1) \neq B(j-1)$. Es wird dann $D_M(i,j) = D_M(i-1, j-1) + 1$ berechnet; falls $D_M(i,j) \leq d$, wird $d_{ij} = D_M(i,j)$ in die Teilkosten-Matrix eingetragen. Andere Knoten brauchen bei Gültigkeit von Q_2 nicht berücksichtigt zu werden. Denn:

a) Sei zusätzlich $A(i-2) = B(j)$.

Eine normale Spur S von A nach B mit minimalen Kosten könnte dann einen Knoten folgender Art enthalten:

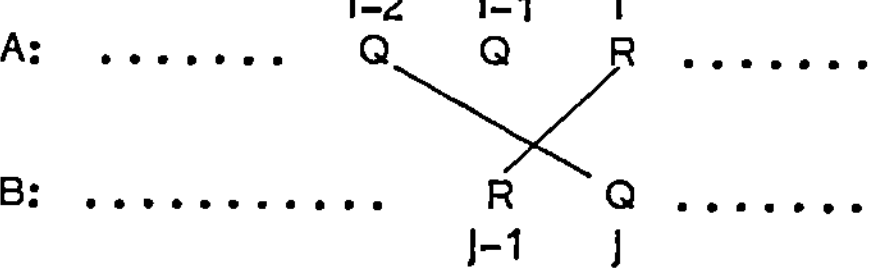

Dann ist aber auch

$S' := S - \left\{ (I-2, J), (I-1, 0) \right\} + \left\{ (I-1, J), (I-2, 0) \right\}$ eine normale Spur von A nach B mit minimalen Kosten.

b) Der Fall A(I) = B(J-2) verläuft analog.

c) Sei zusätzlich A(I-2) = B(J), A(I) = B(J-2) .

Eine normale Spur S von A nach B mit minimalen Kosten könnte dann einen Knoten folgender Art enthalten:

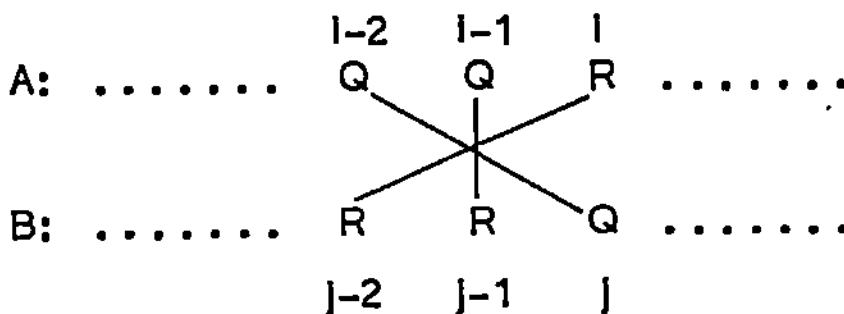

Dann ist aber auch

$S' := S - \left\{ (I-2, J), (I, J-2), (I-1, J-1) \right\} + \left\{ (I-1, J), (I, J-1), (I-2, J-2) \right\}$
eine normale Spur von A nach B mit minimalen Kosten.

3) Sei A(I) $\neq$ B(J), $d_{I-1, J-1} > M+1$, und Q_2 sei nicht erfüllt.

Dann muß entweder A(I-1) $\neq$ B(J) oder A(I) $\neq$ B(J-1) sein.

a) Sei A(I-1) $\neq$ B(J).

Dann kann Q_3 nicht gelten. Es brauchen also nur Q_4 und Q_5 geprüft zu werden.

b) Sei A(I) $\neq$ B(J-1).

Dann kann Q_4 nicht gelten. Es brauchen also nur Q_3 und Q_5 geprüft zu werden.

In beiden Fällen ist δ (I-1, J-1) in der Definition von D_5(I,J) gleich 1, da ja A(I-1) $\neq$ B(J-1) unter Punkt 3 vorausgesetzt wurde.

6   ERGEBNISSE

Um die Zuverlässigkeit des in Kapitel 4 beschriebenen Algorithmus zu prüfen, wurden die 688 fehlerhaften Wörter der Untersuchung von Abschnitt 3.3 mit einem nach Kapitel 5 erstellten Programm zu korrigieren versucht. Da höchstens sechs Fehler in einem Wort vorkamen, wurde M = 6 gewählt. Die laufende Schranke d erhielt unabhängig von der Länge des Eingabewortes den Startwert 6. Zunächst mußte entschieden werden, ob Vorwärtsbaum und Rückwärtsbaum in einem Binärbaum vereinigt werden sollten.

Das ist grundsätzlich möglich, denn durch verschiedene Wortende-Markierungen, etwa "-1" für den Vorwärtsbaum und "-2" für den Rückwärtsbaum und "-3" für beide, kann sehr einfach festgehalten werden, ob die gefundene Zeichenreihe zu transponieren ist. Entscheidend ist die Anzahl der Knoten, da diese den Aufwand zur Berechnung der Teilkosten-Matrix (siehe Abschnitt 5.1) bestimmt.

	Vorwärtsbaum	Rückwärtsbaum	Vorwärts- + Rückwärtsbaum
Gesamtzahl n der Zeichen aller Wörter	443.085	443.085	886.170
Anzahl der Knoten: absolut	116.189	189.022	303.565
in % von n	26%	43%	34%

Tabelle 6.1: Anzahlen der Knoten bei getrennten und zusammengefaßten Bäumen im Vergleich zur Anzahl der Zeichen aller Wörter im AGK-Thesaurus

Man sieht, daß die Wörter des AGK-Thesaurus wesentlich häufiger am Anfang übereinstimmen als am Ende. Das Zusammenfassen von Vorwärtsbaum und Rückwärtsbaum verringert die Summe 305.211 ihrer Knoten kaum; die Bäume bleiben nahezu getrennt. Da aber für eine Suche im Vorwärtsbaum die Knoten des Rückwärtsbaumes in einem gemeinsamen binären Baum überflüssigerweise ebenfalls ausgewertet werden müssen, wurde von der Zusammenfassung der Bäume abgesehen.

Die Techniken der Vorauswahl (siehe Abschnitt 5.1) erbrachten für die 688 fehlerhaften Wörter folgende Ergebnisse:

Bei den 435 Wörtern mit genau einem Fehler wurde in 215 Fällen im Vorwärtsbaum, in 220 Fällen im Rückwärtsbaum mit n Zeichen positioniert. In 374 Fällen waren bereits alle n Zeichen korrekt, so daß durch die Anfangspositionierung die laufende Schranke auf d = 1 verkleinert werden konnte. In allen 61 restlichen Fällen mußte die Positionierung zwar zeichenweise aufgehoben werden, doch war mindestens ein Zeichen korrekt, so daß die Positionierung in allen Fällen einen Erfolg brachte. Bei nur 11 Wörtern war $n_f := \max(0, \ell_B -i_v -2, \ell_B -i_r -2) = 0$, so daß das gesamte Lexikon durchsucht werden mußte.

Bei den 253 Wörtern mit mehr als einem Fehler wurde in 127 Fällen im Vorwärtsbaum, in 126 Fällen im Rückwärtsbaum positioniert. Von den 227 Wörtern mit 2 oder 3 Fehlern waren bei 181 Wörtern alle n Zeichen der Anfangspositionierung korrekt, so daß die laufende Schranke d schon beim Durchsuchen des entsprechenden Unterbaumes verkleinert werden konnte. Bei weiteren 42 Wörtern war noch mindestens ein Zeichen korrekt. Nur in 4 Fällen konnte d nicht verkleinert werden, bevor die gesamte Positionierung aufgehoben war.

Die nahezu gleichen Anzahlen von Positionierungen im Vorwärtsbaum und Rückwärtsbaum zeigen, daß auf den Rückwärtsbaum nicht verzichtet werden sollte.

Tabelle 6.2 enthält eine Übersicht über die Häufigkeiten der Fehler 1. und 2. Art. Da im AGK-Thesaurus verschiedene Flexionen desselben Wortstammes als verschiedene Wörter vorhanden sind (siehe Abschnitt 3.1), ergab sich manchmal als Korrektur ein Wort, das zwar mit dem korrekten Wort nicht identisch ist, aber nur eine andere Flexionsform desselben medizinischen Begriffes darstellt. Kriterium für die begriffliche Übereinstimmung verschiedener Wortformen war, daß das Codierprogramm der Basisdokumentation denselben Code erzeugte. In Tabelle 6.2 sind Häufigkeiten mit Berücksichtigung verschiedener Wortformen in Klammern angegeben; die Häufigkeiten ohne Klammern beziehen sich auf die Fälle mit verschiedenen medizinischen Begriffen.

$\left\{\begin{matrix}m\\n\end{matrix}\right\}$	1 1	2 1	2 2	3 2	3 3	4 3	4 4	5 3	5 5	Summe
Fehler 1. Art	---	2(2)	---	1(2)	---	2(3)	---	0	---	5(7)
Fehler 2. Art	9(24)	0	23(34)	1(1)	4(6)	0	3(4)	1(1)	1(1)	42(71)

Tabelle 6.2: Häufigkeiten der Fehler 1. und 2. Art ohne Berücksichtigung begrifflicher Übereinstimmung (Angaben in Klammern) und mit Berücksichtigung begrifflicher Übereinstimmung (Angaben ohne Klammern).

$\left\{\begin{matrix}m\\n\end{matrix}\right\}$ bedeutet bei einem Fehler 1. Art, daß m Fehler vorkamen, daß aber genau ein anderes Wort im AGK-Thesaurus eine Distanz von $n < m$ hatte.

"---" bedeutet: nicht definiert.

$\left\{\begin{matrix}m\\n\end{matrix}\right\}$ bedeutet bei einem Fehler 2. Art, daß m Fehler vorkamen, daß aber mehr als ein Wort im AGK-Thesaurus eine Distanz von $n \leq m$ hatte.

Für nicht aufgeführte Werte von n und m waren die entsprechenden Häufigkeiten gleich 0.

Es kann nun auch die Wahl der Schranke M diskutiert werden. Bei Verfahren, die die Zeichenreihe A mit der geringsten Distanz D(A,B) zur Korrektur verwenden, kann die Wahl von M nicht in erster Linie dazu dienen, einen Fehler 1. Art zu vermeiden, wobei ohnehin nur ein Fehler 2. Art erreicht werden könnte, sondern nur dazu, den Aufwand bei der Distanzberechnung zu verringern und die Menge der Kandidaten für die Korrektur einzuschränken. Aufgrund der Untersuchung von Abschnitt 3.3 ergibt sich, daß M den Wert 4 nicht überschreiten sollte. Damit ist der Aufwand erheblich vermindert, da M in die Berechnungen der Teilkosten quadratisch eingeht; ferner hängt die maximale Anzahl der

Elemente der Teilkosten-Matrix, für die Teilkosten berechnet werden müssen, linear von M ab. Bei der vorliegenden Stichprobe von 688 fehlerhaften Wörtern konnten so nur 6 Wörter nicht korrigiert werden, von denen aber nur für 4 Wörter das korrekte Wort bestimmt werden konnte.

Allgemein wird angenommen, daß p_m für $m > 4$ so klein ist, daß der zusätzliche Aufwand nicht gerechtfertigt ist.

Für kürzere Zeichenreihen B ist es nicht sinnvoll, $M = 4$ Fehler zuzulassen. Es wurden daher in Abhängigkeit von der Länge ℓ_B nur Zeichenreihen A als Kandidaten für die Korrektur einer nicht im Lexikon enthaltenen Zeichenreihe B zugelassen, deren Länge ℓ_A folgende Bedingungen erfüllt:

$$\left\{ \begin{array}{l} \ell_B, \quad \text{falls } \ell_B \leq 4 \\ \ell_B-1, \text{falls } 5 \leq \ell_B \leq 7 \\ \ell_B-2, \text{falls } 8 \leq \ell_B \leq 11 \\ \ell_B-3, \text{falls } 12 \leq \ell_B \leq 15 \\ \ell_B-4 \text{ sonst} \end{array} \right\} \leq \ell_A \leq \left\{ \begin{array}{l} \ell_B, \quad \text{falls } \ell_B < 3 \\ \ell_B+1, \text{falls } \ell_B = 3 \\ \ell_B+2, \text{falls } 4 \leq \ell_B \leq 5 \\ \ell_B+3, \text{falls } 6 \leq \ell_B \leq 7 \\ \ell_B+4 \text{ sonst} \end{array} \right\}$$

Es kommen also nur Kandidaten in Frage, bei denen nicht aufgrund der Längendifferenz mehr als 1/3 der Zeichen eingefügt oder weggelassen sein müßten.

Es ergibt sich, daß für die laufende Schranke d im Falle $\ell_B < 8$ ein kleinerer Startwert als $M = 4$ vorgegeben werden kann, nämlich

$$d := \left\{ \begin{array}{l} 0, \text{falls } \ell_B < 3 \\ 1, \text{falls } \ell_B = 3 \\ 2, \text{falls } 4 \leq \ell_B \leq 5 \\ 3, \text{falls } 6 \leq \ell_B \leq 7 \\ 4 \text{ sonst} \end{array} \right\} .$$

Aus Tabelle 3.4 ist zu entnehmen, wie oft höchstens die korrekten Wörter als Kandidat durch die Schranke d ausgeschlossen wurden. Es kommen 5 Wörter in Frage: je 1 Wort der Länge 4 bzw. 5 mit je 2 Fehlern und je 1 Wort der Länge 8, 9 bzw. 10 mit je 4 Fehlern. Die Überprüfung ergab, daß die Wahl von d das richtige Wort als Korrektur nie ausschloß; es lagen aber 4 Fehler 2. Art und 1 Fehler 1. Art vor.

Nach Abschnitt 3.4 können nun die Wahrscheinlichkeiten für Fehler 1. und 2. Art auf der Grundlage des AGK-Thesaurus geschätzt werden.

Mit den Werten von Tabelle 6.2 (ohne Berücksichtigung verschiedener Flexionsformen) folgt

$$\sum_{m > 0} p_m' \cdot \sum_{n=0}^{m-1} \alpha_n^m = \frac{5}{688} = 0{,}0073$$

als Schätzwert für die Wahrscheinlichkeit eines Fehlers 1. Art. Da für m > 4 kein Wort korrigierbar ist,
ist

$$\sum_{m>4} P'_m \cdot \sum_{n=1}^{m} \beta^m_n = \sum_{m>4} P'_m = \frac{6}{688} \;.$$

Dann ist

$$\sum_{m>0} P'_m \cdot \sum_{n=1}^{m} \beta^m_n = \frac{40}{688} + \frac{6}{688} = 0,067$$

der Schätzwert für die Wahrscheinlichkeit eines Fehlers 2. Art.

Um eine bessere Schätzung für die Größen $\sum_{n=0}^{m-1} \alpha^m_n$ und $\sum_{n=1}^{m} \beta^m_n$ für m = 1,2 zu erhalten,

wurden je 1000 Wörter aus dem AGK-Thesaurus zufällig ausgewählt und mit 1 bzw. 2 Fehlern zufällig
verfälscht; die Resultate des in Kapitel 4 beschriebenen Verfahrens wurden anschließend überprüft.
Tabelle 6.3 zeigt die relative Häufigkeit der Fehler 1. und 2. Art mit und ohne Berücksichtigung der zusätzlichen Identifizierung der Kandidaten durch gleichen Code.

Fehlerart der Verfahrens / Fehleranzahl	1 Fehler	2 Fehler	
Fehler 1. Art	$\alpha^{1'}_0 = 0,009$	$\alpha^{2'}_1 = 0,026$	$\alpha^{2'}_0 = 0,001$
nach Identifizierung durch gleichen Code	$\alpha^{1'}_0 = 0,001$	$\alpha^{2'}_1 = 0,002$	$\alpha^{2'}_0 = 0,001$
Fehler 2. Art	$\beta^{1'}_1 = 0,077$	$\beta^{2'}_2 = 0,154$	$\beta^{2'}_1 = 0,005$
nach Identifizierung durch gleichen Code	$\beta^{1'}_1 = 0,026$	$\beta^{2'}_2 = 0,062$	$\beta^{2'}_1 = 0,002$

Tabelle 6.3: Relative Häufigkeiten der Fehler 1. und 2. Art bei je 1000 zufällig ausgewählten
Wörtern mit je 1 oder 2 zufällig gewählten Fehlern

Es ergab sich:

$$\sum_{m=1}^{2} P'_m \cdot \sum_{n=0}^{m-1} \alpha^{m'}_n = \frac{435}{688} \cdot 0,001 + \frac{174}{688} \cdot 0,003 = \frac{0,957}{688}$$

und damit

$$\frac{0,957}{688} + \frac{3}{688} = 0,0058$$

als Schätzwert für die Wahrscheinlichkeit eines Fehlers 1. Art.

Ferner ergab sich

$$\sum_{m=1}^{2} p_m' \cdot \sum_{n-1}^{m} \beta_n^{m'} = \frac{435}{688} \cdot 0{,}026 + \frac{174}{688} \cdot 0{,}064 = \frac{22{,}446}{688} \, ,$$

und damit

$$\frac{22{,}446}{688} + \frac{14}{688} = 0{,}053$$

als Schätzwert für die Wahrscheinlichkeit eines Fehlers 2. Art.

Die mit mehr Aufwand bestimmten Schätzwerte sind also kleiner als die Werte aufgrund der Untersuchung von Abschnitt 3.3. Man kann daher annehmen, daß für fehlerhafte Wörter aus dem AGK-Thesaurus durch ein Verfahren nach dem HAMMING-Prinzip etwa 1% der Korrekturversuche zu einem falschen Ergebnis führen und daß etwa 7% der Wörter nicht korrigiert werden können.

So befriedigend dieses Ergebnis insgesamt ist, es sollte trotzdem über alle automatischen Korrekturversuche ein Protokoll geführt werden, damit die Korrekturen kontrolliert und eventuell berichtigt werden können [7]. Das Ziel der automatischen Schreibfehlerkorrektur, die Arbeitsersparnis, ist damit trotzdem erreicht.

7   SCHÄTZUNG DES AUFWANDS

Für verschiedene Verfahren der Distanz-Berechnung von zwei Zeichenreihen A und B sind Schätzungen des Aufwands publiziert. Dabei wird die Anzahl der notwendigen Vergleiche von Einzelzeichen betrachtet; alle übrigen Schritte der Algorithmen bleiben unberücksichtigt, da ihr Aufwand meist nur sehr schwer bestimmt werden kann und nicht mit anderen Verfahren vergleichbar ist.

In [22] wird bewiesen, daß die Anzahl der notwendigen Vergleiche von Einzelzeichen wenigstens linear von ℓ_A und ℓ_B abhängt.

Wegen der Einführung der Schranke M gilt jedoch bei dem in Kapitel 4 beschriebenen Verfahren, daß jedes Zeichen von A maximal mit 2d+3 Zeichen von B verglichen werden muß. Der Aufwand ist also nur linear von ℓ_A abhängig und für alle Zeichenreihen mit $\ell_B > 2d+3$ kleiner als $\ell_A \cdot \ell_B$.

Für jedes Indexpaar (i,j) werden A(i) und B(j) nur einmal verglichen. Sind beide Zeichen gleich, dann werden höchstens $(d+1)^2$-Werte der Teilkosten-Matrix für die Berechnung von $D_m(i,j)$ abgefragt; sonst wird die Möglichkeit einer Vertauschung berücksichtigt.

Es soll der Aufwand dieses Verfahrens mit dem Aufwand aus [9] verglichen werden, wobei der Aufwand gemessen wird als Anzahl der Vergleiche von A(i) und B(j) und als Anzahl der Werte d_{ij}, auf die bei der Berechnung neuer Teilkosten bzw. Teildistanzen zurückgegriffen werden muß.

Um Vertauschungen zu berücksichtigen, verwaltet das Verfahren aus [9] für jede Zeile und Spalte einen Vektor der Länge des betrachteten Alphabets, in dem für jedes Zeichen der Index der Spalte bzw. der Zeile festgehalten wird, in der das Zeichen zum letzten Mal vorkam. Sonst bliebe die Anzahl der notwendigen Vergleiche von A(i) und B(j) nicht mehr proportional zu $\ell_A \cdot \ell_B$. Für die Aktualisierung der Vektoren ist ein zusätzlicher Vergleich von A(i) und B(j) notwendig.

Das in Kapitel 4 beschriebene Verfahren überprüft Vertauschungen nur für A(i) $\neq$ B(j) mit unterschiedlichem Aufwand. Bei einem Vergleich des Aufwandes der beiden Verfahren soll daher die Möglichkeit einer Vertauschung unberücksichtigt bleiben.

Mit dieser Beschränkung gilt zunächst, daß beide Verfahren die Zeichen A(i) und B(j) paarweise nur je einmal vergleichen. Während aber das Verfahren aus [9] für jedes Indexpaar (i,j) immer auf genau 3 Werte $d_{i-1, j-1}$, $d_{i-1, j}$ und $d_{i, j-1}$ zurückgreift, benötigt das Verfahren aus Kapitel 4 in Abhängigkeit von der laufenden Fehlerschranke bis zu $(d+1)^2$ Werte, allerdings nur dann, wenn A(i) = B(j) ist.

Ist B eine Zeichenreihe, die ein fehlerhaftes Wort des Lexikons darstellt, so kann man die Ähnlichkeit von B zu irgendeinem Wort des Lexikons mit Ausnahme der Korrektur in erster Näherung als zufällig betrachten. Das bedeutet, daß im Durchschnitt für $\ell_A \cdot \ell_B/26$ Zeichenpaare A(i) = B(j) gilt, wenn das betrachtete Alphabet 26 Zeichen enthält.

In jeder Zeile der Teilkosten-Matrix werden für 2d+1 Elemente (i,j) die Zeichen A(i) und B(j) auf Gleichheit geprüft. Es sind also für A und B insgesamt $(2d+1) \cdot \ell_A/26$ Fälle mit A(i) = B(j) zu erwarten. Da zusätzlich für (ℓ_A+1, ℓ_B+1) immer $(d+1)^2$ Werte d_{ij} geprüft werden, benötigt die Berechnung einer Distanz im Durchschnitt insgesamt $(d+1)^2 \cdot (2d+1) \cdot \ell_A/26 + (d+1)^2$ Werte.

Die entsprechende Anzahl beträgt bei dem Verfahren aus [9] offenbar: $3 \cdot \ell_A \cdot \ell_B$. Gemäß der unteren Schranke von ℓ_A in Abhängigkeit von d aus Kapitel 6 läßt sich $(d+1)^2$ nach oben durch $4{,}2 \cdot \ell_A$ abschätzen, wobei vernachlässigt wird, daß $(d+1)^2$ nicht beliebig mit ℓ_A wächst, sondern durch 25 beschränkt ist.

Dann gilt:

$(d+1)^2 \cdot (2d+1) \cdot \ell_A/26 + (d+1)^2 < 25 \cdot 9 \cdot \ell_A/26 + 4{,}2 \cdot \ell_A < 13 \cdot \ell_A$, wenn d = 4 gewählt wird; dann ist aber auch $\ell_B \geq 8$ und damit ist $3 \cdot \ell_A \cdot \ell_B \geq 24 \cdot \ell_A$.

Der Aufwand des Verfahrens aus [9] , gemessen an der Anzahl der benötigten Werte d_{ij} für die Distanzberechnung, ist für d = 4 also fast doppelt so groß, und der Unterschied steigt mit wachsendem ℓ_B . Für Werte d < 4 fällt der Unterschied noch deutlicher aus. Selbst wenn man für $\ell_B \geq 10$ davon absieht, daß von einer Zeile der Teilkosten-Matrix nur für maximal 2d+1 Elemente Teilkosten berechnet werden, und alle ℓ_B Elemente berücksichtigt, bleibt der Aufwand geringer: Es ist $\ell_A \geq 8$ wegen $\ell_B \geq 10$ und daher $\ell_A \cdot \ell_B \geq 80$.

$$(d+1)^2 \leq 25 \implies \frac{78}{(d+1)^2} - 1 \geq 2$$

$$\implies \frac{26}{\frac{78}{(d+1)^2} - 1} \leq 13 < \ell_A \cdot \ell_B$$

$$26 \cdot (d+1)^2 < 78 \cdot \ell_A \cdot \ell_B - (d+1)^2 \cdot \ell_A \cdot \ell_B$$

$$\implies (d+1)^2 \cdot \frac{\ell_B \cdot \ell_A}{26} + (d+1)^2 < 3 \cdot \ell_A \cdot \ell_B$$

Bei der Distanz-Berechnung von B zu seiner Korrektur ist die Anzahl der (i,j) mit A(i) = B(j) normalerweiser größer als $(d+1)^2 \cdot (2d+1) \cdot \ell_A/26$. Es kann also sein, daß der Aufwand in diesem Fall ebenfalls größer ist als bei dem Verfahren aus [9] . Betrachtet man jedoch die Summe des Aufwandes der Distanz-Berechnungen von einer Zeichenreihe B zu allen Wörtern A des Lexikons, dann ist der mögliche eine ungünstige Fall der Distanz-Berechnung zur Korrektur bedeutungslos.

8   LITERATURVERZEICHNIS

[1] ALBERGA, C.N.:
String Similarity and Misspellings.
Communications of the ACM 10 (1967) 302-313

[2] BLAIR, C.R.:
A Program for Correcting Spelling Errors.
Information and Control 3 (1960) 60-67

[3] CYRANEK, G.:
Antwortanalyse-Verfahren für LIDIA-KA.
Interner Bericht Nr. 10, Institut für Informatik der
Universität Karlsruhe 1972

[4] DAMERAU, F.J.:
A Technique for Computer Detection and Correction of Spelling Errors.
Communications of the ACM 7 (1964) 171-176

[5] GRESSE, R.:
Algorithmen zum Textvergleich als Basis für die Antwortanalyse
in ALTID-Programmen.
Institut für Informatik und Praktische Mathematik der
Universität Kiel 1976

[6] HOFFMANN, E.-G.:
Ein universelles fehlertolerierendes Verfahren zum Vergleich von Worten.
Institut für Informatik und Praktische Mathematik der
Universität Kiel 1977

[7] KÜSEL, W.:
Automatische Fehlererkennung und Korrektur.
Jahrestagung der Deutschen Gesellschaft für Medizinische
Dokumentation und Statistik, Heidelberg 1975

[8] LEVY, J.-P.:
Automatic Correction of Syntax-Errors in Programming Languages.
Acta Informatica 4 (1975) 271-292

[9] LOWRANCE, R., WAGNER, R.A.:
An Extension of the String-to-String Correction Problem.
Journal of the ACM 22 (1975) 177-183

[10] MILLER, G.A., FRIEDMAN, E.A.:
The Reconstruction of Mutilated English Texts.
Information and Control 1 (1975) 38-55

[11] MORGAN, H.L.:
Spelling Correction in System Programs.
Communications of the ACM 13 (1970) 90-94

[12] RÖTTGER, P. et al.:
Konzeption und Organisation des AGK-Thesaurus.
Symposium über Klartextanalyse in der Medizin, SIEMENS-Schriftenreihe
Datenverarbeitung in der Medizin (1973) 52-60

[13] SANKOFF, D.:
Matching Sequences under Deletion/Insertion Constraints.
Proceedings of the National Academy of Sciences of the
United States of America 69 (1972) 4-6

[14] SCHEK, H.J.:
Tolerating Fuzzyness in Keywords by Similarity Searches.
IBM Wissenschaftliches Zentrum, Heidelberg 1975

[15] STELLMACHER, I.:
Automatische Fehlerkorrektur von Benutzereingaben unter Verwendung
verschiedener Distanzmaße zwischen Zeichenketten.
Gesellschaft für Mathematik und Datenverarbeitung, Bonn 1976

[16] THORELLI, L.E.:
Automatic Correction of Errors in Text.
BIT 2 (1962) 45-62

[17] VEENKER, G., VORWERK, E.:
Zur Selektion von ähnlichen Worten aus umfangreichen Datenbeständen.
Institut für Informatik der Universität Bonn 1975

[18] VIVES, R., GRESSER, J.-Y.:
A Similarity Index between Strings of Symbols.
I. International Conference Pattern Recognition 1973

[19] VORWERK, E.:
Überlegungen zur Ähnlichkeit von Zeichenketten.
Bericht Nr. 71, Gesellschaft für Mathematik und Datenverarbeitung,
Bonn 1974

[20] WAGNER, R.A., FISCHER, M.J.:
The String-to-String Correction Problem.
Journal of the ACM 21 (1974) 168-173

[21] WINGERT, F., FISCHER, R.-J.:
Medizinische Dokumentation, Datenbank- und Datenkommunikationssysteme
auf der Basis von IMS.
IBM Deutschland, Fachbereich Wissenschaft und Verwaltung, Bonn 1975

[22] WONG, C.K., CHANDRA, A.K.:
Bounds for the String Editing Problem.
IBM Thomas J. Watson Research Center,
Computer Sciences Department, New York 1974

ANHANG

Es wird das in Kapitel 6 erwähnte Programm aufgelistet, und zwar gemäß den dortigen Ergebnissen in
der Version M = 4. Die Programmiersprache ist PL/I. Die Programmanweisungen werden abschnittswei-
se besprochen. Auf den Text der externen Unterprogramme INVERFY, INVERTS, BINWORT und BINRWOR
wurde verzichtet, da diese mehr allgemeine Aufgaben erfüllen, die nicht zum Problem gehören, und
außerdem implementationsabhängig sein können. Die für die Ergebnisse in Kapitel 6 benutzten Versionen
sind von Herrn Prof. Dr. F. Wingert erstellt worden.

```
AFEKO:  PROC OPTIONS(MAIN);
        DCL BAUM FILE VARIABLE,
            (VBAUM,RBAUM) FILE RECORD DIRECT ENV(REGIONAL(1)),
            FO BIN FIXED(31),
            1 BLOCKO BASED(ADDR(TREE)),
              2 FUELL CHAR(12),
              2 START(0:98) BIN FIXED(31),
            1 TREE,
              2 KEY BIN FIXED(31),
              2 TR(0:1448) UNAL,
                3 CC CHAR(1),
                3 LL BIN FIXED,
                3 RR BIN FIXED,
            KEY1 BIN FIXED(31);
```

Die Datei BAUM bezeichnet wahlweise den Vorwärtsbaum VBAUM oder den Rückwärtsbaum RBAUM.
Damit die Linksverweise LL und die Rechtsverweise RR nicht mehr als 2 Bytes beanspruchen, ist die
Datei BAUM in 99 Teilbäume aufgeteilt, die wiederum eine bestimmte Anzahl von Abschnitten TREE ent-
halten. Jeder Abschnitt enthält einen Schlüssel KEY und 1449 Knoten TR. Der erste Abschnitt BLOCKO
enthält als Startnummern START für die 99 Teilbäume die Nummer des ersten Teilbaum-Knotens im
Baum. Im übrigen sind die Knoten für jeden Teilbaum getrennt durchnumeriert.

```
DCL EIWORT CHAR(41),
    VC(41) CHAR(1) BASED(ADDR(EIWORT)),
    1 FEHLSTR,
      2 VOWORT CHAR(41),
      2 VRKENN CHAR(1),
      2 NPOS PIC'99',
    SA(20) CHAR(36),
    S(41) CHAR(1) BASED(PP),
    DD(19) BIN FIXED,
    (D,T,SCHR,B) BIN FIXED,
    V(1681) BIN FIXED INIT((4)7,5,(5)6,5,(188)7,0,(1481)7),
    INVERFY ENTRY(CHAR(*),CHAR(*)) RETURNS(BIN FIXED),
    (BINWORT,BINRWOR) ENTRY(CHAR(*),BIN FIXED) RETURNS(BIN FIXED),
    INVERTS ENTRY(CHAR(*),CHAR(*));


    OPEN FILE(SYSIN),
         FILE(SYSPRINT),
         FILE(VBAUM),
         FILE(RBAUM);
    ON KEY(VBAUM) CALL FEHLER('VBAUM');
    ON KEY(RBAUM) CALL FEHLER('RBAUM');

FEHLER: PROC(VFILE);
    DCL VFILE CHAR(5);
    PUT FILE(SYSPRINT) EDIT
       ('FEHLER IM FILE ',VFILE,' KEY =',KEY,FEHLSTR)
          (SKIP(3),3 A,F(10),SKIP,3 A);
    GO TO NEUWO;
    END;

    ON ENDFILE(SYSIN) GOTO ENDPR;
    PV = ADDR(V);
```

Die Variable EIWORT nimmt das Eingangswort auf, für das eine Korrektur oder Kandidaten für die Korrektur im Binärbaum gefunden werden sollen. SA ist der Ausgabebereich, in den die Kandidaten eingetragen werden; die entsprechenden Distanzen zum Eingangswort werden in DD festgehalten. Die Variable SCHR entspricht der laufenden Schranke d, wie sie in Kapitel 6 berechnet wurde. V ist die zeilenweise definierte geränderte Teilkosten-Matrix, deren erste 15 Elemente für die Startwerte einer Zeile verwendet werden.

Das Unterprogramm INVERTS transponiert Zeichenreihen für die Suche im Rückwärtsbaum.

Das Unterprogramm INVERFY bestimmt in einer Zeichenreihe die Position des ersten Zeichens von rechts, das keine Leerstelle ist.

Die Unterprogramme BINWORT und BINRWOR errechnen den Index ITAB des ersten Teilbaums des Vorwärtsbaumes bzw. des Rückwärtsbaumes, in dem EIWORT enthalten sein kann.

```
NEUWO:
          GET FILE(SYSIN) EDIT(EIWORT) (A(80));
          D = 1;
          VC(41) = ' ';
          L = INVERFY(EIWORT,' ');
          VRKENN = '+';
          VOWORT = EIWORT;
          NPOS = '00';
          IF L>7 THEN SCHR = 4;
          ELSE IF L>5 THEN SCHR = 3;
          ELSE IF L>3 THEN SCHR = 2;
          ELSE IF L = 3 THEN SCHR = 1;
          ELSE SCHR = 0;
          IF L>15 THEN MINA = L - 4;
          ELSE IF L>11 THEN MINA = L - 3;
          ELSE IF L>7 THEN MINA = L - 2;
          ELSE IF L>4 THEN MINA = L - 1;
          ELSE MINA = L;
          MAXA = L + SCHR;
```

MINA und MAXA sind die Schranken der Länge des korrekten Wortes in Abhängigkeit von der Länge L des Eingangswortes EIWORT. Die Vorschriften zur Bestimmung von SCHR, MINA und MAXA finden sich in Kapitel 6.

```
          N = L + 1;
          IV,IR = 1;
          VC(N) = '9';
          PP = ADDR(EIWORT);
          BAUM = VBAUM;
          ITAB = BINWORT(EIWORT,L);

NBAUM:    PROC(ITAB) RETURNS(BIN FIXED);
          KEY = 0;
          READ FILE(BAUM) INTO(TREE) KEY(KEY);
          DO ITAB = ITAB TO 98 UNTIL(F0>=0);
            F0 = START(ITAB);
            END;
          RETURN(ITAB);
          END;

NEU:      PROC(I) RETURNS(BIN FIXED);
          KEY1 = (F0+1)/1449 + 1;
          IF KEY1 = KEY THEN READ FILE(BAUM) INTO(TREE) KEY(KEY1);
          RETURN(MOD(I,1449));
          END;
```

NBAUM bestimmt den Index ITAB des nächsten Teilbaumes, der nicht leer ist (sonst ist F0<0), und die Nummer F0 seines ersten Knotens.

NEU berechnet zu einer Knotennummer I in einem Teilbaum den Schlüssel KEY1 des verlangten Abschnitts, liest den Abschnitt in TREE ein und gibt die I entsprechende, zum Abschnitt relative Knotennummer zurück.

```
        CALL POSVR(IV);

POSVR:  PROC(P);
    DCL P BIN FIXED;
        DO ITAB = NBAUM(ITAB) REPEAT NBAUM(ITAB+1) WHILE(ITAB<99)
                                                UNTIL(I>0    T=N);
        I = LL(NEU(0));
        T = 1;
        CALL POS(I,T,N);
        IF P<T THEN P = T;
        END;
        END;

POS:    PROC(I,T,N);
    DCL T BIN FIXED;
        DO I1 = NEU(I) REPEAT NEU(I) WHILE(CC(I1)<=S(T))
                                        UNTIL(I<=0    T>N);
        IF CC(I1) = S(T) THEN DO;
          T = T + 1;
          I = LL(I1);
          END;
        ELSE I = RR(I1);
        END;
        END;

        IF I<0 & T=N THEN DO;
          SA(1) = VOWORT;
          DD(1) = 0;
          D = 2;
          GO TO ENDE;
          END;
        ELSE IF SCHR = 0 THEN GO TO ENDE;
        VC(N) = ' ';
        CALL INVERTS(VOWORT,EIWORT);
        BAUM = RBAUM;
        ITAB = BINRWOR(EIWORT,L);
        CALL POSVR(IR);
```

Das Unterprogramm POSVR errechnet zunächst die in Abschnitt 5.1 definierte Zahl IV. POS dient zur Positionierung des Eingangswortes EIWORT in einem Teilbaum ab dem Knoten I bis zum Niveau T ≤ N.

Es wird hier zunächst überprüft, ob EIWORT im Vorwärtsbaum enthalten ist. Ist das der Fall, wird es in den Ausgabebereich SA gebracht, und der Korrektur-Versuch kann beendet werden. Sonst wird durch POSVR die in Abschnitt 5.1 definierte Zahl IR errechnet.

```
DCL IBAUM ENTRY VARIABLE;
    NF,NSCHR = 0;
    IF IV<IR THEN DO;
       VRKENN = '-';
       IBAUM = BINRWOR;
       N = IR;
       IR = IV;
       IV = N;
       END;
    ELSE DO;
       BAUM = VBAUM;
       IBAUM = BINWORT;
       EIWORT = VOWORT;
       END;
    IR = L - IR - 2;
    IF IV>IR THEN DO;
       IF IR>0 THEN NF = IR;
       IF SCHR = 1 THEN NSCHR = NF;
       END;
    ELSE IF SCHR = 1 THEN GO TO ENDE;
    N,N1 = MIN(IV-1,(IV+IR+3)*0.5);
    NPOS = N;
```

Für die Techniken der Vorauswahl aus Abschnitt 5.1 wird in N berechnet, wie weit positioniert werden kann. Dabei wird auch entschieden, ob im Vorwärtsbaum oder im Rückwärtsbaum gesucht wird. Die Positionierung kann im Laufe der Suche bis zum NSCHR-ten Zeichen aufgehoben werden; für den Fall, daß nur 1 Fehler angenommen werden kann, kann die Positionierung nur bis zum NF-ten Zeichen aufgehoben werden.

```
          IV = 0;
          SA(1) = SUBSTR(EIWORT,1,N);
          PP = ADDR(SA);
          CALL SUCHE(0,0,0);
ENDE:
          PUT FILE(SYSPRINT) EDIT(FEHLSTR) (SKIP,3 A);
          IF D>1 THEN PUT FILE(SYSPRINT) EDIT
             ((SA(I),DD(I) DO I = 1 TO D-1))(SKIP,20 (SKIP,A,F(2)));
          ELSE PUT FILE(SYSPRINT) EDIT
             ('KEIN VERGLEICHSWORT ZUM EINGANGSWORT GEFUNDEN')(SKIP(2),A);
          GO TO NEUWO;
```

Mit dem Aufruf des Unterprogramms SUCHE beginnt die Bestimmung der Korrektur. Nach der Ausgabe der Ergebnisse ist das Hauptprogramm bis auf die letzte END-Anweisung, die die nun folgenden internen Unterprogramme einschließt, beendet.

Das rekursive Unterprogramm SUCHE speichert in jeder seiner Generationen die Angaben für eine Positionierung auf dem Niveau T bis zum Niveau N. Diese Angaben werden bei einer schrittweisen Aufhebung der Positionierung verwendet.

```
SUCHE:   PROC(I,T,ITAB) RECURSIVE;
    DCL  T BIN FIXED,
         SF BIN FIXED(31);
         DO ITAB = NBAUM(ITAB) REPEAT NBAUM(ITAB+1) UNTIL(T>IV);
         I = LL(NEU(0));
         T = 1;
         IF IV>0 THEN CALL POS(I,T,IV);
         END;
         IF T<=N THEN DO;
         IV = T;
         SF = FO;
         CALL SUCHE((I),(T),IBAUM(EIWORT,T));
         IF T<=N THEN RETURN;
         FO = SF;
         END;
UBAUM:
         DO UNTIL(T<=N);
         I = LINKS((I),N+1,1,1,PV);
         IF I<0 THEN
            IF T>MINA THEN CALL KAND(T-1,0);
         DO WHILE(I<=0);
            IF ITAB = 98 THEN LEAVE UBAUM;
            ITAB = NBAUM(ITAB+1);
            I = LL(NEU(0));
            T = 1;
            CALL POS(I,T,N);
            END;
         END;
         IF N>NSCHR THEN DO;
         N1 = N;
         N = N - 1;
         END;
         END;
```

Jeder Generation des rekursiven Unterprogramms LINKS entsprechen ein Niveau T im Binärbaum und eine Zeile der Teilkosten-Matrix, die im Unterprogramm AUSW berechnet wird. Die Variable LZ enthält die minimale Zellendistanz (siehe Abschnitt 5.2).

```
     DCL PS(0:2880) CHAR(1) BASED;
LINKS:   PROC(I,T,NT,LZ,PZ) RECURSIVE RETURNS(BIN FIXED);
    DCL  (T,LLZ) BIN FIXED,
         PZ PTR;
         DO WHILE(I>0);
            I1 = NEU(I);
            IF T<=MAXA & (T =N1   CC(I1) =VC(N1)) THEN DO;
            LLZ = LZ;
            CALL AUSW(CC(I1),LLZ,PZ,T,NT);
            IF LLZ<=SCHR THEN DO;
               IF LINKS((LL(I1)),T+1,NT+1,LLZ+1,ADDR(PZ=>PS(80)))<0 THEN
                  IF T>=MINA THEN CALL KAND(T,NT);
               I1 = NEU(I);
               END;
            END;
            I = RR(I1);
            END;
         RETURN(I);
         END;
```

```
      DCL ZINIT CHAR(30) BASED(PV);
AUSW:     PROC(CCI,LZ,PZ,T,NT);
      DCL CCI CHAR(1),
          CH CHAR(1) BASED(P),
          T BIN FIXED,
          PZ PTR,
          (FF,F2,F41,F80) BIN FIXED,
          SEKTOR CHAR(562) BASED(PZ),
          Z7(281) BIN FIXED BASED(PZ);
          S(T) = CCI;
          IF NT<=SCHR+1 THEN DO;
             P = ADDR(VC(N+1));
             SUBSTR(SEKTOR,481,2*NT+10) = SUBSTR(ZINIT,11,2*NT)
                                          SUBSTR(ZINIT,21-2*SCHR,10);
             MA = 241;
             END;
          ELSE DO;
             P = ADDR(VC(T-SCHR-1));
             SUBSTR(SEKTOR,2*NT+469,22) = SUBSTR(ZINIT,2*SCHR+1,12)
                                          SUBSTR(ZINIT,21-2*SCHR,10);
             MA = NT + 239 - SCHR;
             END;
          IF T>=L-SCHR THEN Z7(L+241-N) = 7;
          DO M = MA BY 1 WHILE(Z7(M)<7);
             FF = Z7(M);
             IF FF = 6 THEN
                IF CCI = CH THEN DO;
                   CALL ABSTAND(FF,M,PZ);
                   IF FF<LZ THEN LZ = FF;
                   Z7(M) = FF;
                   END;
                ELSE DO;
                   F41 = Z7(M-41);
                   F2 = Z7(M-2);
                   F80 = Z7(M-80);
                   B = 5;
                   IF F41<5 THEN CALL VERT(0,F2,F80,0,0);
                   ELSE IF F41>5 THEN
                      IF Z7(M-1)<6 THEN
                         IF Z7(M-40)<6 THEN
                            CALL ABSTAND(B,M-1,ADDR(PV->PS((NT-2)*80)));
                         ELSE CALL VERT(Z7(M-1),F80,F2,M-1,NT-3);
                      ELSE CALL VERT(Z7(M-40),F2,F80,M-2,NT-2);
                   IF B<SCHR THEN DO;
                      IF B<LZ THEN LZ = B + 1;
                      Z7(M) = B + 257;
                      END;
                   END;
             ELSE IF CCI =CH THEN Z7(M) = 7;
             P = ADDR(P->PS(1));
             END;

VERT:     PROC(I1,I2,I3,K,N);
          IF I2<6 THEN DO;
             IF I3<6 THEN CALL ABSTAND(B,M-2,ADDR(PV->PS((NT-3)*80)));
             IF F41<5 THEN RETURN;
             IF I1<6 THEN CALL ABSTAND(FF,K,ADDR(PV->PS(N*80)));
             IF FF<B THEN B = FF;
             B = B + 1;
             END;
          END;

          END;
```

Das Unterprogramm AUSW berechnet eine Zeile der Teilkosten-Matrix V als Auswertung des Zeichens CC(I) aus dem Binärbaum. Durch ZINIT, das aus den ersten 15 Elementen des Randes der Teilkosten-Matrix besteht, wird jede Zeile vor der Berechnung mit Startwerten versehen (vgl. Abbildung 5.3). Gemäß den Überlegungen in Abschnitt 5.2 werden die Fälle Q_1 bis Q_5 überprüft und gegebenenfalls das Unterprogramm ABSTAND aufgerufen, das im ersten Parameter den berechneten Wert d_{ij} für die Teilkosten-Matrix zurückgibt. Das Unterprogramm VERT dient zur Berechnung von $D_5(i,j)$ und alternativ $D_3(i,j)$ oder $D_4(i,j)$.

```
ABSTAND:PROC(F,I,PZ);
    DCL (I,J,F,FM) BIN FIXED,
        PZ PTR,
        1 ST(240) BASED(PZ),
          2 ST1 CHAR(1),
          2 Z6  CHAR(1),
        1 FST BASED(PF),
          2 FU CHAR(1),
          2 FPIC CHAR(1);
    PF = ADDR(F);
    FU = LOW(1);
    FPIC = Z6(I-41);
    IF F<2 THEN RETURN;
    FM = F - 1;
    DO J = 1 TO SCHR WHILE(FM>0);
        DO K = I-40*J-41 TO I-41*J-40 BY -1, K TO I-J-41 BY 40;
          FPIC = Z6(K);
          IF F<FM THEN FM = F;
          END;
        FM = FM - 1;
        END;
    F = FM + J;
    IF F>SCHR THEN F = 5;
    END;
```

Das Unterprogramm ABSTAND stellt den Algorithmus zur Berechnung von $\min(\max(i-r, j-s)-1 + D_M(r,s))$ für $(r,s) \in I_{ij}$ dar, wie er in Abschnitt 5.2 beschrieben ist.

```
KAND:    PROC(T,NT);
    DCL T BIN FIXED;
         CALL ABSTAND(B,L+241-N,ADDR(PV->PS(NT*80)));
         IF B>SCHR THEN RETURN;
         DD(D) = B;
         SUBSTR(SA(D),T+1) = ' ';
         IF B<SCHR THEN DO;
           SA(1) = SA(D);
           D = 1;
           DD(1),SCHR = B;
           IF SCHR  =  1 THEN NSCHR=NF;
           MAXA = L + SCHR;
           MINA = MAX(MINA,L-SCHR);
           END;  ..
         D = D + 1;
         SA(D) = SA(D-1);
         IF VRKENN = '-' THEN CALL INVERTS(SA(D),SA(D-1));
         IF D = 20 THEN GO TO ENDE;
         PP = ADDR(SA(D));
         END;

ENDPR:
         END;
```

Das Unterprogramm KAND berechnet die Distanz eines Wortes aus dem Binärbaum zum Eingangswort
und trägt es als Kandidat für die Korrektur in SA ein, wenn die laufende Schranke SCHR nicht über-
schritten ist.

Die Endmarkierung ENDPR steht vor der letzten, die Unterprogramme einschließenden END-Anweisung
des Hauptprogramms und wird angesprungen, wenn alle Eingangswörter der Eingabe bearbeitet worden
sind.

Bio-mathematics

Managing Editors: K. Krickeberg, S. A. Levin

Forthcoming Volumes

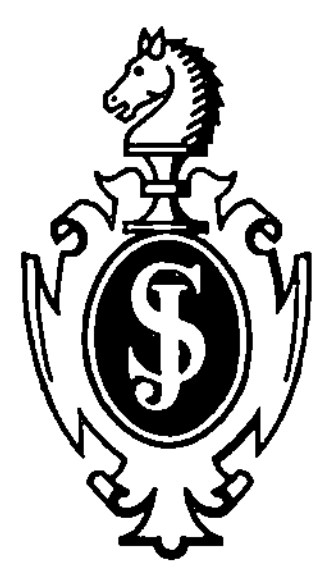

Springer-Verlag
Berlin
Heidelberg
New York

Volume 8
A. T. Winfree

The Geometry of Biological Time

1979. Approx. 290 figures. Approx. 580 pages
ISBN 3-540-09373-7

The widespread apperance of periodic patterns
in nature reveals that many living organisms are
communities of biological clocks. This land-
mark text investigates, and explains in mathematical terms, periodic processes in living
systems and in their non-living analogues. Its
lively presentation (including many drawings),
timely perspective and unique bibliography will
make it rewarding reading for students and re-
searchers in many disciplines.

Volume 9
W. J. Ewens

Mathematical Population Genetics

1979. 4 figures, 17 tables. Approx. 330 pages
ISBN 3-540-09577-2

This graduate level monograph considers the
mathematical theory of population genetics,
emphasizing aspects relevant to evolutionary
studies. It contains a definitive and comprehensive discussion of relevant areas with references
to the essential literature. The sound presentation and excellent exposition make this book a
standard for population geneticists interested in
the mathematical foundations of their subject
as well as for mathematicians involved with
genetic evolutionary processes.

Volume 10
A. Okubo

Diffusion and Ecological Problems: Mathematical Models

1979. Approx. 114 figures. Approx. 300 pages
ISBN 3-540-09620-5

This is the first comprehensive book on mathematical models of diffusion in an ecological
context. Directed towards applied mathematicians, physicists and biologists, it gives a
sound, biologically oriented treatment of the
mathematics and physics of diffusion.